Eva Marbach

Erfolgreich abnehmen beginnt im Kopf

Abnehm-Irrtümer aufklären und mit neuer Motivation durchstarten

EMV

Das Gehirn ist in mehrfacher Hinsicht für das Körpergewicht verantwortlich. Durch Gedanken und Gefühle werden im Gehirn Hormone und Neurotransmitter ausgeschüttet, die Appetit und Fetteinlagerungen steuern. Unser Verstand kann lernen, was uns beim Abnehmen hilft und was uns hindert. Mit unserem Bewusstsein können wir uns entscheiden abzunehmen und gemeinsam mit dem Unterbewusstsein kann das Abnehmvorhaben gelingen.

In diesem Buch werden verbreitete Abnehmirrtümer aufgeklärt und Abnehmhindernisse erklärt. Sie erfahren, wie Sie sich mit Ihrem Unterbewusstsein und Ihrem inneren Schweinehund verbünden können, um voller Motivation erfolgreich abzunehmen.

Über die Autorin:

Eva Marbach, Jahrgang 1962, ist seit 1989 Heilpraktikerin. Im vorliegenden Buch widmet sie sich dem Wissen über die Vorgänge im Körper, die über Schlankheit oder Übergewicht entscheiden. Im Internet schreibt und betreut Eva Marbach zahlreiche Webseiten über Gesundheitsthemen, darunter mehrere Seiten zu Übergewicht und Abnehmen.

Eva Marbach

Erfolgreich abnehmen beginnt im Kopf

Abnehm-Irrtümer aufklären und mit neuer Motivation durchstarten

Eva Marbach Verlag

Bibliografische Information der Deutschen Nationalbibliothek

Die Deutsche Nationalbibliothek verzeichnet diese Publikation in der Deutschen Nationalbibliografie; detaillierte bibliografische Daten sind im Internet über http://dnb.d-nb.de abrufbar.

Originalausgabe

Eva Marbach Verlag, Breisach

http://eva-marbach.com

Umschlaggestaltung: Eva Marbach

Herstellung: Books on Demand GmbH, Norderstedt

Printed in Germany

ISBN-10: 3-938764-10-4
ISBN-13: 978-3-938764-10-7

Inhaltsverzeichnis

Erfolgreich abnehmen beginnt im Kopf

Dass Abnehmen im Kopf beginnt, haben die meisten schon oft gehört.

Doch genauso oft wird diese Erkenntnis ignoriert. Stattdessen stürzen sich viele Übergewichtige von einer vermeintlichen Wunderdiät zur nächsten und werden dabei immer dicker.

Dabei spielt der Kopf beim Abnehmen in mehrfacher Hinsicht eine entscheidende Rolle.

Im Kopf gibt es mehrere Hormondrüsen. Die darin gebildeten Hormone und ihre Abkömmlinge aus anderen Hormondrüsen wirken auf den Stoffwechsel ein und steuern dadurch das Körpergewicht. Die Ausschüttung der verschiedenen Hormone wird unter anderem durch Gedanken und Emotionen gesteuert.

Abnehmen hängt in erheblichem Maße vom Appetit und der Fähigkeit zum Maßhalten ab. Sowohl der Appetit und die Fähigkeiten zur Selbstbeschränkung werden vom Kopf gesteuert. Diese Steuerung findet in erster Linie im Unterbewusstsein statt ohne Zugriff durch das Bewusstsein. Auch verschiedene körperliche Vorgänge im Gehirn spielen eine wichtige Rolle bei der Appetitsteuerung.

Der Kopf ist auch der Sitz des Wissens und das Wissen um die Vorgänge des Körpers ist ein wichtiger Schlüssel zum Abnehmen. Wenn man in etwa weiß, wie der eigene Körper funktioniert, mit all seinen individuellen Eigenheiten, dann kann man gezielte Entscheidungen treffen, die das Abnehmen unterstützen.

Schließlich hängt der Abnehmerfolg stark von der Entscheidung und der Motivation ab. Das sind alles Fähigkeiten des Kopfes.

In diesem Buch erfahren Sie zunächst, welche Irrtümer über das Abnehmen kursieren und das Abnehmen dadurch unnötig erschweren. Auch zahlreiche Abnehmhindernisse und Abhilfe dagegen werden erklärt. Schließlich erfahren Sie, wie Sie Ihr Abnehmvorhaben mit einer starken Motivation unterstützen können.

Ein Abnehmplan-Formular rundet den Inhalt ab.

Die wichtigsten Abnehm-Irrtümer

Über das Thema Abnehmen kursieren eine Menge Wissen, viel Halbwissen und vor allem jede Menge Irrtümer.

Die beste Abnehm-Motivation hilft wenig, wenn man an die Irrtümer glaubt und dann voller Eifer alles dafür tut, dass es mit dem Abnehmen nicht funktionieren kann.

Daher werden auf den folgenden Seiten einige besonders verbreitete Abnehm-Irrtümer untersucht.

Übergewicht macht immer krank

Die landläufige Meinung zu Übergewicht ist, dass es prinzipiell krank macht. Viele gehen sogar so weit, zu behaupten, dass Übergewicht eine enorme Belastung für die ganze Gesellschaft ist, weil es enorme Kosten verursacht.

Nur wenige Experten weisen bislang darauf hin, dass es sich dabei um einen Irrglauben handelt.

In einer groß angelegten amerikanischen Studie hat man im Jahr 2005 herausgefunden, dass leicht Übergewichtige (BMI zwischen 25 und 30) die längste Lebenserwartung von allen haben.

Am zweitlängsten leben Normalgewichtige, danach kommen etwa gleichauf Untergewichtige und mittelstark Übergewichtige (BMI 30 - 35).

Nur die stark Übergewichtigen haben eine deutlich verkürzte Lebenserwartung.

Nun mag man einwenden, dass eine längere Lebenserwartung nicht unbedingt heißt, dass diejenigen nicht krank sind.

Doch eine andere Studie ergab, dass leicht und mäßig Übergewichtige etwa gleich häufig den Arzt aufsuchten und gleich lang im Krankenhaus waren wie Normalgewichtige. Nur stark Übergewichtige mit einem BMI von über 35 waren häufiger und schwerwiegender krank als andere.

Leichtes und mäßiges Übergewicht ist also mitnichten automatisch ein Grund für Krankheit und ein verkürztes Leben. Leichtes Übergewicht verlängert das Leben sogar.

Daher sind Übergewichtige auch keine Belastung für die Gesellschaft und das Gesundheitssystem.

Gesundheitliche Probleme durch zu viel Gewicht beginnen im Durchschnitt erst bei starkem Übergewicht (BMI über 35).

Im individuellen Einzelfall kann natürlich auch leichtes und mäßiges Übergewicht die Gesundheit beeinträchtigen.

Wer zu Bluthochdruck, hohen Blutfettwerten, Diabetes, Arteriosklerose oder Arthrose neigt, kann diese Neigung durch Übergewicht fördern.

Schwerwiegender als das reine Gewicht ist jedoch vor allem Bewegungsmangel. Zu wenig Bewegung macht sich noch viel stärker bemerkbar als eine ungesunde Ernährung oder einige Fettpolster.

Wenn es allein um die Gesundheit geht, reicht es im Allgemeinen, drei Mal in der Woche für eine halbe Stunde Sport zu treiben, um das Risiko für die meisten Zivilisationskrankheiten zu reduzieren. Ob man dabei abnimmt oder nicht, spielt dann kaum eine Rolle.

Wenn man sich unsicher ist, wie es um die persönliche Gesundheit in Hinblick auf das eigene Übergewicht bestellt ist, kann man beim Arzt einen Gesundheitscheck durchführen lassen.

Je nach Untersuchungsergebnis kann man einfach zufrieden sein, etwas mehr Sport treiben oder eine Behandlung eines eventuell vorhandenen Problems in Angriff nehmen.

Lassen Sie sich jedoch nicht einreden, dass allein Ihr leichtes Übergewicht ein Gesundheitsproblem darstellt, auch wenn sonst alles in Ordnung ist. Wenn Sie trotz leichtem Übergewicht abnehmen wollen, dann geht es eher um Schönheit und Mode als um die Gesundheit.

Nur wenn Sie starkes Übergewicht haben, kann man davon ausgehen, dass es ein potentielles Gesundheitsproblem darstellt.

Der Bauch ist der schlimmste Gesundheitskiller

Der dicke Bauch hat in den letzten Jahre eine steile Karriere als Gesundheitskiller Nummer eins hingelegt.

Lange Zeit wurde der Kugelbauch nur in Karikaturen gewürdigt, doch einige Studien haben gezeigt, dass er häufig gemeinsam mit Herz-Kreislauf-Krankheiten oder Diabetes auftritt.

Dabei geht es um das innere Bauchfett, das zwischen den Organen im Bauchraum sitzt und nicht um den fühlbaren Rettungsring unter der Haut.

Dieses innere Bauchfett gilt als besonders stoffwechselaktiv, das heißt, es produziert Hormone und setzt Triglyceride (Fette) frei.

Aus den alarmierenden Studien geht allerdings nicht hervor, ob das innere Bauchfett tatsächlich die Ursache für die verschiedenen Krankheiten ist, oder ob Bauchfett und Krankheiten möglicherweise eine gemeinsame Ursache haben.

Bauch-Panikmache in den Medien

Schon bevor diese wichtige Frage geklärt ist, wandert die vermeintliche Erkenntnis vom gefährlichen dicken Bauch durch sämtliche Medien. Innerhalb kürzester Zeit hat es der dicke Bauch geschafft, von den allermeisten Experten als äußerst gefährlich bezeichnet zu werden. Das wird auch im Fernsehen, in Zeitschriften und Büchern lautstark und ausgiebig zum Besten gegeben.

Manche Autoren gehen sogar so weit, dass schon ein winzig kleiner Bauchansatz sehr gefährlich sein soll und den baldigen Tod nach sich ziehen könnte, selbst wenn man ansonsten schlank ist.

Das ist natürlich nicht der Fall und dient wohl eher dazu, ein extremes Schönheitsideal zu propagieren als die Gesundheit der Betroffenen zu fördern.

Auch Blähungen können einen Bauch runden

Gerade bei schlanken Menschen kann ein praller, leicht nach außen gewölbter Bauch auch durch Blähungen verursacht werden, also durch Luft im Darm. Außer Stress kann die Ernährung zu Blähungen führen.

Blähende Nahrungsmittel sind unter anderem: Vollkornprodukte, Fruchtzucker, Kohl, Hülsenfrüchte (Soja, Bohnen), Zwiebeln.

Eine vermeintliche gesunde Ernährung kann also Luft im Bauch verursachen, die dann als ungesundes Bauchfett gilt.

Auch Menschen mit Übergewicht und deutlich dickem Bauch können natürlich Blähungen haben. Aber dann befindet sich meistens auch echtes inneres Bauchfett im Bauchraum.

Inneres Bauchfett erzeugt keine Speckröllchen

Typisch für die Berichterstattung über den Gesundheitskiller Bauch ist übrigens auch, dass die Speckröllchen oder der Rettungsring als sehr schädlich bezeichnet werden. Dabei handelt es sich bei beiden eindeutig um äußeres Bauchfett, das unter der Haut liegt und eben nicht als besonders schädlich gilt.

Manchmal sieht man bei Berichten über gefährliches Bauchfett auch Bilder von Frauen, die sich in den Bauch kneifen und wenige Zentimeter zwischen ihren Fingern halten. Erstens kneifen sie in ihr äußeres Bauchfett und zweitens spielen wenige Zentimeter gesundheitlich überhaupt keine Rolle.

Das innere Bauchfett kann man nicht mit den Händen greifen. Es liegt unter den Bauchmuskeln verborgen.

Mann erkennt es nur daran, dass sich der Bauch kugelförmig nach vorne wölbt. Daher spricht man auch von der Apfelform.

Besonders bei Männern kann man häufig diesen typischen Kugelbauch beobachten. Aber auch Frauen können ein bauchbetontes Übergewicht haben.

Aufgaben des inneren Bauchfettes

Fragen wir uns zunächst einmal, wofür das innere Bauchfett überhaupt vorgesehen ist.

Eine gewisse Menge Bauchfett wird benötigt, um die Bauchorgange zueinander abzupolstern.

Darüber hinaus dient es sozusagen als Kurzzeit-Vorrat im Körper.

Das ist vergleichbar mit dem Vorratsschrank in der Küche, der alles beinhaltet, was man öfter benötigt. Die seltener benötigten Vorräte befinden sich außerhalb der Küche in der Vorratskammer oder im Keller.

Der Körper baut sich also einen gewissen Bauchfett-Vorrat auf, um Reserve-Energie schnell zur Hand zu haben, wenn er sich mal verausgabt oder wenn die Esspausen zu lang werden.

Dazu passt es sehr gut, dass das Bauchfett einen aktiven Stoffwechsel hat. Es muss bei Bedarf Fette ans Blut abgeben, damit diese Fette in anderen Organen als Energiespender zur Verfügung stehen. Genau das tut das Bauchfett auch ganz brav.

Außerdem dient das Bauchfett als ausgleichende Hormon-Produktionsstätte. Hier wird beispielsweise Östrogen produziert, aber auch andere Hormone.

Bei übergewichtigen Frauen hat man daher auch bcobachtet, dass ihre Wechseljahre oft sanfter verlaufen als die Wechseljahre von schlanken Frauen.

Eine gewisse Menge inneres Bauchfett ist also durchaus nützlich und sinnvoll.

Im Übermaß problematisch

Nur wenn man erheblich zu viel inneres Bauchfett entwickelt hat, kann es zu einem Problem werden.

Die von ihm produzierten Hormone übersteigen den Bedarf und auch die Abgabe der Fette wird zu viel für das Blut.

Die offiziellen Grenzwerte der WHO für den Bauchumfang lauten zur Zeit:

- Männer: über 102 cm Taillenfang
- Frauen: über 88 cm Taillenfang

Bei diesen Maßangaben sollte man jedoch berücksichtigen, dass nie ein einziges Maß für alle Menschen gültig sein kann.

Der Bauch beinhaltet außer dem zu messenden inneren Bauchfett schließlich auch äußeres Bauchfett, Bauchmuskeln, Rückenmuskeln, Darminhalt, eventuelle Darmgase und möglicherweise Organvergrößerungen.

Dennoch kann es kaum schaden, wenn man bei Erreichen der Grenzwerte beim Arzt einen Gesundheitscheck durchführen lässt.

Ursachen für inneres Bauchfett

Wie das innere Bauchfett im Gegensatz zum Unterhaut-Fett entsteht, wird anscheinend noch nicht vollständig verstanden. Zumindest gibt es zur Entstehung des Bauchfettes sehr verschiedene Aussagen und Thesen.

Die meisten Experten behaupten, dass inneres Bauchfett durch zu viel kalorienreiche Nahrung, Süßigkeiten und Fette entsteht. Begründungen führ diese Aussage bleiben sie jedoch schuldig. Eine kalorienreiche Nahrung war bisher auch für die Entstehung des Unterhaut-Fettgewebes verantwortlich gemacht worden.

Auch Bewegungsmangel wird für das innere Bauchfett verantwortlich gemacht. Mangelnde Bewegung soll aber auch das andere Fett fördern.

Eine plausiblere Erklärung für die Entstehung von innerem Bauchfett liegt im Dauerstress. Bei länger bestehendem Stress wird vermehrt das Hormon Cortisol gebildet. (Siehe auch Seite 82)

Dieses Hormon entspricht in etwa dem Medikament Kortison, das gegen ein überschießendes Immunsystem eingesetzt wird. Bei Kortison-

Behandlung kommt es nach einer Weile zur sogenannten Stammfettsucht. Das bedeutet, dass der Bauch dick wird und der Rest des Körpers schlank bleibt.

Daher liegt es nahe, dass zu viel körpereigenes Cortisol ähnliche Wirkungen auf den Körper hat wie eine Kortison-Behandlung.

Stressbedingtes Cortisol könnte also dafür sorgen, dass der Bauch überproportional stark anwächst.

Als Gegenargument kann hier eingewandt werden, dass manche Menschen bei Stress dünn werden und nicht etwa dickbäuchig. Diese Menschen verlieren bei Stress ihren Appetit und essen kaum noch etwas.

Möglicherweise müssen Stress und kalorienreiche Nahrung zusammenkommen, um einen dicken Bauch zu bilden.

Länger bestehender Stress kann also unter anderem einen dicken Bauch verursachen. Schwierige Lebenssituationen können zu Dauerstress führen, beispielsweise ein anspruchsvoller Beruf, Kindererziehung, Doppelbelastung, Pflege von Angehörigen, Arbeitslosigkeit und vieles mehr.

Auch Sorgen und Ängste können inneren Dauerstress bewirken. Dazu gehören beispielsweise Existenzsorgen, Gesundheitssorgen wegen des dicken Bauches, Mobbing wegen des Übergewichtes oder Frust wegen einer verzichtsreichen Diät.

Abhilfe gegen den dicken Bauch

Wenn man der Stress-Theorie Glauben schenkt, ist es zum Abbau des inneren Bauchfettes am wichtigsten, dass man zunächst seinen Stress abbaut.

Falls man in einer stressigen Lebenssituation steckt, ist es hilfreich, wenn man sein Leben stressärmer gestaltet. Dazu muss man seinen Alltag umstrukturieren und eventuell auch Entscheidungen zugunsten eines ruhigeren Lebens fällen.

Selbst wenn sich das Leben nicht ganz umkrempeln lässt, ist es wichtig, dass man lernt, sich Freiräume zu nehmen.

Hilfreich sind beispielsweise kurze Spaziergänge, Wanderungen am Wochenende, Besuch eines Thermalbades, Massagen, Angeln gehen oder auch Einkaufbummel, ganz nach persönlichen Vorlieben.

Manchen Menschen fällt es auch schwer, sich zu entspannen, selbst wenn sie ein ruhiges Leben führen. Dann können Entspannungstechniken helfen, mehr innere Ruhe zu finden. Dazu eignet sich beispielsweise Autogenes Training, Yoga oder Hypnose.

Generell kann es helfen, wenn man sich weniger Sorgen macht. Dazu gehören bei Übergewichtigen insbesondere auch die Sorgen wegen des Übergewichts und der Stress, den man sich macht, um es loszuwerden.

Von Natur aus sind alle schlank

In der zweiten Hälfte des zwanzigsten Jahrhunderts war es Mode, alle Menschen von Natur aus als gleich zu betrachten. Das war eine nachvollziehbare Gegenbewegung zu den Jahrzehnten davor, als stark zwischen wertvollen und wertloseren Menschen unterschieden wurde.

Doch wie so oft wurde auch bei der Gleichmacherei das Kind mit dem Bade ausgeschüttet.

Alle Menschen sind zwar gleich wertvoll, aber sie sind nicht von Natur aus gleich.

So wie Menschen unterschiedliche Haarfarben haben, haben sie auch einen unterschiedlichen Körperbau.

Es gibt Menschen, die sehr feingliedrig gebaut sind und Menschen, die eher grobknochig sind. Man bezeichnet diese Körperbautypen auch als leptosom (die Feingliedrigen) oder pyknisch (die grobknochigen).

Die Leptosomen nehmen kaum zu, auch wenn sie jede Menge kalorienreiche Nahrung essen.

Die Pykniker hingegen werden meistens mindestens mollig, selbst wenn sie kaum etwas essen. Ihr Grundumsatz liegt häufig etwas niedriger als der Grundumsatz der Leptosomen. Außerdem werden die Fettpolster der Pykniker bei Nahrungsüberschuss größer als die der Leptosomen.

Natürlich gibt es auch Menschen, die in der Mitte der Extreme liegen. Die meisten Menschen liegen irgendwo zwischen pyknisch und leptosom.

Der grundlegende Körperbau ist angeboren und kann nicht verändert werden.

Wenn man seine Figurziele ohne Berücksichtigung des eigenen Körperbau setzt, kann man sich mitunter sehr schaden.

Menschen, die natürlicherweise mollig sind, fügen Ihrem Körper und ihrem Wohlbefinden starken Schaden zu, wenn sie sich auf Model-Maße runter hungern wollen.

Das gleiche gilt für zartgliedrige Menschen, die mit Gewalt mehr Fett ansetzen wollen und dafür besonders fettreich und süß essen.

Allerdings kann man innerhalb der Möglichkeiten seines Körperbautyps durchaus sein Gewicht verändern. Jemand mit molliger Veranlagung braucht nicht stark übergewichtig bleiben, wenn er stark zugenommen hat. Er kann durchaus abnehmen, aber das persönliche Optimalgewicht erreicht er eher, wenn er leicht mollig ist anstatt gertenschlank.

Wenn man nicht weiß, was für einen Körperbautyp man hat, kann man sich seine Eltern ansehen. Meistens erbt man seinen Körperbau von den Eltern oder Großeltern.

Einmal schlechter Futterverwerter immer schlank

Das Erklärungsmodell von den angeborenen Körperbautypen legt nahe, dass die Veranlagung zu Übergewicht ein Leben lang gleich bleibt.

Doch die Erfahrung zeigt, dass manche Menschen jahrzehntelang schlank sind und alles essen dürfen ohne dick zu werden und auf einmal nehmen sie erheblich zu. In vielen Fällen kann man das Alter, Schwangerschaften oder einen sitzenden Beruf dafür verantwortlich machen. Diese Erklärungen passen aber nicht für alle Betroffenen. Bei ihnen bleibt die starke Gewichtszunahme rätselhaft, zumal sie in keinem Verhältnis zur vermehrt gegessenen Nahrung steht.

Eine neue Studie, die im November 2009 veröffentlicht wurde, bringt Licht ins Dunkel dieses Rätsels.

Amerikanische Forscher um Traci Ann Czyzyk-Morgan haben herausgefunden, dass Nahrung, die reich an Fetten und Kohlenhydraten ist, den Körper vieler Menschen in eine Fettspeicher-Maschine verwandeln kann.

Die Voraussetzung für diese Verwandlung ist wohl, dass man über bestimmte Gene verfügt. Diese Gene ruhen normalerweise inaktiv in den Körperzellen. Durch üppige Nahrung mit viel Fett und Kohlenhydraten, die über einen längeren Zeitraum verfügbar ist, werden die Gene aktiviert. Die aktivierten Gene stimulieren die sogenannten Kappa Opioid Receptoren.

Dadurch ist der Körper in der Lage, die Nahrung effektiver zu verwerten und viel Fett zu speichern. Es entstehen Fettpolster. Im Körper werden durch die aktivierten Gene erheblich mehr Fettpolster angelegt, als dies bei inaktiven Genen der Fall wäre.

Kappa Opioid Receptoren spielen auch im Zusammenhang mit Suchtverhalten eine wichtige Rolle. Daher liegt der Verdacht nahe, dass außer der Fähigkeit zur reichlichen Fettspeicherung auch noch suchtartiges Verlagen nach noch mehr kalorienreicher Nahrung angeregt wird.

Für Menschen unter Lebensbedingungen mit wiederkehrenden Hungersnöten ist es eine sehr sinnvolle Funktion, wenn Fettspeicher-Gene aktiviert werden können, sobald die Zeiten besser werden.

So kann der Mensch die üppige Nahrung als reichliche Fettvorräte speichern und wird gleichzeitig dazu getrieben, immer mehr dieser wertvollen Nahrungsschätze zu sich zu nehmen.

Doch für Menschen in Industrieländern mit ständig gefüllten Supermärkten ist diese nützliche Funktion fatal.

Wer einmal für eine Weile über die Stränge schlägt, rutscht in einen Teufelskreis aus Gewichtszunahme und Verlangen, aus dem man nur schwer wieder entkommt.

Aus anderen Quellen und Erfahrung wissen wir, dass eine Diät mitnichten hilft, um wieder dauerhaft schlank zu werden. Ganz im Gegenteil, durch die Hungererfahrung wird das Bestreben des Körpers Fettspeicher anzulegen nur noch größer. Diäten und Hunger feuern den Teufelskreis also nur weiter an.

Leider besagt die neue Studie nicht, wie lange die üppige Phase mindestens sein muss, um die Fettmaschinen-Gene zu aktivieren. Man weiß also nicht, ob eine Feiertags-Woche mit Gänsebraten und Süßigkeiten schon ausreicht, um auf Fettspeicherung umzuschalten.

Aus der Studie erfahren wir leider auch nicht, wie man den Fettspeicher-Modus wieder ausschalten kann. Hierzu müssen wir also auf die praktische Erfahrung zurückgreifen.

Um eine längere Phase ohne Hunger und ohne Völlerei kommt man wohl kaum herum, wenn man seinen Fettspeicher-Modus wieder umschalten will.

Nur schlank ist schön

Mode und Medien erwecken heutzutage den Anschein, als wäre nur ein möglichst schlanker Körper schön.

Doch das ist eine reine Modeerscheinung. Im Laufe der Menschheitsgeschichte gab es sehr unterschiedliche Schönheitsideale. Meistens war der optimal schöne Mensch dicker als das heutige Ideal.

Schönheit ist aber nicht nur eine Frage des Zeitgeschmacks.

Jeder Mensch hat auch für sich genommen ein Schönheits-Optimum und das entspricht nicht immer der aktuellen Mode.

Bei feingliedrigen Menschen kann die persönliche Idealfigur durchaus mit dem Modegeschmack übereinstimmen.

Aber grobknochigere oder üppig veranlagte Menschen wären häufig nur knochig, wenn sie superschlank wären. Das finden dann nur noch extreme Schlankeitsfanatiker schön.

Ein Anhaltspunkt für Schönheit ist bei Frauen das Verhältnis zwischen Taille und Hüfte. Kulturübergreifend wird ein Taille-Hüft-Verhältnis von 0,7 als besonders schön empfunden. Dabei spielt es keine Rolle, ob die Frauen sehr schlank oder üppiger sind. Es zählt allein das Verhältnis.

Wenn üppig oder grobknochig veranlagte Frauen sehr schlank und knochig sind, haben sie häufig nicht dieses optimale Taille-Hüft-Verhältnis. Sie erreichen dieses Optimum nur, wenn sie entsprechend ihrer Natur etwas mehr Fett auf den Hüften haben.

Allerdings sollte man sich auch nicht zum Sklaven des Taille-Hüft-Verhältnisses machen.

Optimal schön ist jemand, wenn er sich in seinem Körper wohl, beweglich und gesund fühlt.

Am besten bleibt man bis ins Alter schlank

Jugendlichkeit gilt heutzutage als besonders erstrebenswert, am besten bis ins hohe Alter.

Daher wundert es kaum, dass viele Menschen auch ihre Figur möglichst lebenslang so erhalten wollen, wie sie mit zwanzig war.

Die natürliche Entwicklung ist jedoch, dass die meisten Menschen im Laufe der Jahre immer mehr zunehmen.

Das liegt einerseits daran, dass der Stoffwechsel immer besser lernt, die Nahrung zu verwerten. Außerdem verringert sich die Muskelmasse ab 30 Jahren jedes Jahr um etwa 1%, wenn man diesen Prozess nicht aktiv durch Krafttraining verhindert. Mit weniger Muskelmasse verbraucht man weniger Energie (Kalorien). Bei Frauen kommt noch hinzu, dass ab den Wechseljahren etwa 300 Kcal pro Tag weniger gebraucht werden, weil die Produktion der Eier wegfällt.

Wie viel jemand von seiner Jugend bis ins Alter natürlicherweise zunimmt, ist jedoch von Mensch zu Mensch verschieden.

Schlank veranlagte Menschen nehmen oft nur wenige Kilos im Laufe der Jahre zu, sodass man den Unterschied kaum sieht. Kräftig gebaute Menschen, nehmen meistens erheblich mehr zu.

Einige Menschen nehmen auch deutlich mehr zu als ihrer Veranlagung entspräche, weil sie zu viele Diäten machen. Andere essen immer weniger und treiben sehr viel Sport, um ihre Figur schlank zu erhalten.

Wenn man sehr viele Opfer bringen muss, um bis ins Alter jugendlich schlank zu bleiben, dann sind diese enormen Anstrengungen wahrscheinlich eher ungesund als gesund. Aus gesundheitlicher Sicht, wäre es möglicherweise günstiger, die Zügel etwas lockerer zu lassen und ein wenig zuzunehmen. Die hart erarbeitete Schlankheit ist höchstens aus optischen Gründen erstrebenswert.

Auch wenn man im Laufe der Jahre ein paar Kilos zugenommen hat und denkt, man müsse seiner Gesundheit zuliebe unbedingt abnehmen, um wieder so schlank wie mit zwanzig zu sein, dann irrt man sich wahrscheinlich. Mit leichtem Übergewicht verlaufen übrigens die Wechseljahre oft milder, weil das Fett Geschlechtshormone produziert. Außerdem haben Übergewichtige seltener Osteoporose als schlanke Menschen.

Statistisch gesehen lebt man sogar länger, wenn man ein wenig Übergewicht hat.

Wenn man wegen der Schönheit abnehmen will, ist das eine andere Sache, aber für die Gesundheit sind ein paar Kilos Gewichtszunahme mit zunehmendem Alter durchaus in Ordnung.

Am Übergewicht ist man immer selber schuld

Viele Menschen, vor allem Natur-Schlanke, sind der Überzeugung, dass Übergewicht allein eine Sache der Völlerei und der Faulheit ist. Auch das Wort Disziplinlosigkeit fällt oft im Zusammenhang mit Übergewicht.

Zugegeben, etliche Übergewichtige essen zu viel, andere bewegen sich zu wenig oder beides trifft zu.

Aber es gibt auch viele Schlanke, die viel essen, sogar Sündhaftes wie Schokolade oder Schweinebraten. Es gibt auch viele Schlanke, die keinen Sport treiben und trotzdem schlank bleiben.

Außer den viel essenden Übergewichtigen gibt es auch zahllose Dicke, die eine Diät nach der andern machen und sich in härtester Disziplin fast jeden Essgenuss verkneifen. Viele Übergewichtige machen auch viel Sport, oft sogar, ohne Freude daran zu haben.

Leichtes Übergewicht ist häufig nur eine Sache der Veranlagung. Die Betroffenen sind in vielen Fällen am gesündesten und glücklichsten, wenn sie sich mit ihrem leichten Übergewicht anfreunden und sich so akzeptieren wie sie sind.

Durch mehr Selbstakzeptanz kommt dann häufig mehr Zufriedenheit ins Leben und manche Menschen nehmen dann ganz von selber etwas ab.

Wenn das Übergewicht stärker wird und man immer weiter zunimmt, kann dies viele Gründe haben.

Bei manchen Menschen ist der Appetit fehlgesteuert. Dies kann durch Fehlernährung verursacht werden, beispielsweise durch Süßigkeitensucht. Auch psychische Probleme oder Dauerstress können zu einer Appetitstörung führen.

In sehr seltenen Fällen gibt es auch genetische Defekte, die ständigen Hunger verursachen. Die Betroffenen werden sehr dick und es gibt kaum Abhilfe dagegen.

Sehr viel häufiger sind hormonelle Probleme, die zu Übergewicht führen.

Am bekanntesten dafür ist eine Unterfunktion der Schilddrüse. Sie kommt bei etwa einem Drittel aller Frauen über 40 vor, meistens jedoch in einer schwachen Ausprägung. Bei einer stärkeren Schilddrüsen-unterfunktion kann man mitunter sehr stark übergewichtig werden, selbst wenn man kaum etwas isst.

Aber auch eine Östrogendominanz kann Übergewicht begünstigen. Bei einer Östrogendominanz liegt ein Progesteronmangel vor, sodass das

Östrogen relativ betrachtet überwiegt. Das kann selbst bei einem absoluten Östrogenmangel der Fall sein. Eine solche Östrogendominanz besteht bei Frauen mit dem prämenstruellen Syndrom (PMS) und bei fast allen Frauen zu Beginn der Wechseljahre.

Ferner bewirkt das Stresshormon Cortisol Übergewicht, vor allem im Bauchbereich.

Auch ein dauerhaft erhöhter Insulinspiegel kann zu Übergewicht führen. Fatalerweise kommt es bei Übergewicht häufig zu einem erhöhten Insulinspiegel. Dann liegt eine Insulinresistenz vor. Dies führt zu einem Teufelskreis aus Übergewicht und hohem Insulinspiegel. Die Neigung zu einer Insulinresistenz ist häufig angeboren.

Außer den genannten gibt es noch mehr Hormone, die Übergewicht verursachen können, ohne dass man zu viel isst.

Schnell abnehmen ist am besten

Viele Menschen, die sich entscheiden abzunehmen, wollen so schnell wie möglich ihr Wunschgewicht erreichen.

Doch mit schnellem Abnehmen erreichen sie genau das Gegenteil des gewünschten.

Wer schnell abnimmt, nimmt nämlich meistens auch sehr schnell wieder zu. Meistens nimmt man sogar mehr zu als man vorher gewogen hatte.

Schnelles Abnehmen gelingt nur, wenn man erheblich weniger isst als man durch Bewegung verbraucht.

Bei einem so starken Nahrungsdefizit (negative Energiebilanz) wird jedoch der Hungerstoffwechsel aktiv. Beim Hungerstoffwechsel wird vor allem Muskelmasse abgebaut und weniger Fett. Die gesamte Stoffwechselaktivität des Körpers wird heruntergefahren.

Infolgedessen kommt der Körper bald mit erheblich weniger Nahrung aus als vorher. Eine Nahrungsmenge, die anfänglich noch zum leichten Abnehmen geeignet gewesen wäre, reicht plötzlich aus, um zuzunehmen.

Außerdem ist der Hungerstoffwechsel für den Körper nicht sehr gesund. Die Organe des Körpers werden nur notdürftig mit Nährstoffen versorgt.

Schnelles Abnehmen macht also auf Dauer umso dicker und schadet außerdem der Gesundheit.

Dass zusätzlich die Haut bei schnellem Abnehmen schlaff und faltig wird, ist da fast nur ein lästiger Nebenaspekt. In optischer Hinsicht kann es jedoch sehr störend sein, wenn man endlich schlank ist, und sich plötzlich wegen schlackernder Haut schämt.

Wenn man sich beim Abnehmen Zeit lässt, kann nicht nur die Haut mitschrumpfen, sondern der Abnehmerfolg ist auch nachhaltiger und gesünder für den Körper.

Diäten helfen beim Abnehmen

Unter einer Diät versteht man im Zusammenhang mit dem Abnehmen, dass man sich vorübergehend anders ernährt, um Gewicht zu verlieren.

Diäten können sehr unterschiedlich zusammengestellt sein, sie sind auch unterschiedlich streng.

Im Allgemeinen sind Diäten mit Verboten für eine Reihe von Nahrungsmitteln verbunden, oft auch mit drastischen Mengen-Einschränkungen.

Da Diäten so verschieden sind, kann man sie auch nicht ohne weiteres gleich beurteilen.

Allein die Tatsache, dass die Ernährungsänderung nur vorübergehend ist, wirkt sich jedoch schon problematisch auf den Abnehmerfolg aus.

Wenn man sich nach der Diät wieder so ernährt wie zuvor, nimmt man natürlicherweise wieder zu, weil die alte Ernährungsweise ja zu Übergewicht geführt hat.

Wenn die Diät sehr streng war, wurde gleichzeitig der Stoffwechsel heruntergefahren, sodass man mit der alten Ernährungsweise sogar sehr schnell zunimmt und dicker wird als zuvor.

Anstelle einer Diät hilft also nur eine dauerhafte Ernährungsumstellung, um nachhaltig abzunehmen.

Diese Ernährungsumstellung muss nicht plötzlich erfolgen und sollte auch keinesfalls die persönlichen Vorlieben außer Acht lassen. Eine radikale Ernährungsumstellung, die einem nicht schmeckt, ist wie eine Diät, denn nach einer Weile gibt man die neue Ernährungsweise meistens wieder auf.

Bei einer allmählichen Umstellung der Ernährung kann man herausfinden, welche Nahrung einem gut bekommt und schmeckt. Man kann sich auch schrittweise an neue Geschmacksrichtungen gewöhnen.

Wichtig ist, dass die neue Ernährungsweise nicht durch zu viel Verbote oder gar religiös anmutende Gebote überfrachtet ist. Eine Ernährung sollte keine Ideologie sein, sondern gut schmecken.

Wer hungert nimmt am schnellsten ab

Immer wieder kann man lesen oder hören, dass Abnehmen nur mit Hungern funktioniert.

Doch das Gegenteil trifft zu.

Mit Hungern kann man nur magersüchtig werden oder immer dicker.

Kurzfristig kann man mit hungern zwar schnell einige Kilos verlieren, vor allem Muskelmasse, aber schon bald nimmt man umso mehr wieder zu.

Um dauerhaft gesund abzunehmen, muss man sich satt essen, aber ohne sich zu überessen. Das ist zwar auch nicht so einfach, wenn man es nicht gewöhnt ist, aber es ist keine Quälerei.

Wenn man hingegen hungert, dann schaltet der Stoffwechsel um auf den Hungerstoffwechsel.

Der Hungerstoffwechsel beginnt ungefähr, wenn man 500 kcal am Tag weniger isst als man verbraucht. Das ist bei Frauen mit moderatem Sportprogramm schon etwa zwischen 1500 bis 1700 kcal der Fall. Bei Männern kann der Hungerstoffwechsel je nach körperlicher Beanspruchung sogar schon bei 2000 kcal und mehr beginnen.

Beim Hungerstoffwechsel werden kaum Fettpolster abgebaut, sondern stattdessen Muskelgewebe. Muskeln verbrauchen nämlich auch in Ruhe schon eine Menge Energie und darum ist es sparsam für den Körper, wenn er diese Energieverschwender möglichst reduziert. Außerdem reduziert der Hungerstoffwechsel alle körperlichen Stoffwechselvorgänge, soweit es ihm möglich ist.

Mit diesem Sparprogramm, das in Notzeiten sehr sinnvoll ist, wird der Energieverbrauch so sehr abgesenkt, das Abnehmen extrem schwer fällt.

Manche Frauen, die sich trotz üppiger Veranlagung so schlank wie ein Model hungern wollen, nehmen dann zu, trotz mehrstündigem täglichen Sportprogramm und karger Ernährung nur mit Gemüse.

Wie man aus dem Hungerstoffwechsel wieder heraus kommt, um langfristig wieder abnehmen zu können, wird ab Seite 97 beschrieben.

Man muss es einfach machen wie die Schlanken

Ein beliebter Ansatz für das Abnehmen ist es, den Lebensstil von Naturschlanken zu übernehmen.

Auf den ersten Blick scheint das sehr plausibel zu sein, denn man muss einfach nur so leben wie die Schlanken, dann wird man auch selber rank und schlank.

Doch dabei wird übersehen, dass Schlanke meistens ganz andere Voraussetzungen haben als Übergewichtige. Die Neigung zu Übergewicht ist in hohem Maße angeboren. Übergewichtige sind in den meisten Fällen die sprichwörtlichen guten Futterverwerter.

Das bedeutet, selbst wenn Übergewichtige genau so leben und essen wie Schlanke, werden die meisten von Ihnen immer weiter zu nehmen.

Menschen, die von Natur aus schlank sind und die mit geringer Anstrengung kleine Fettpolster wieder loswerden, glauben zwar oft, dass es allein ihr Lebensstil ist, der sie schlank sein lässt. Diese Vorstellung geht aber an der Lebensrealität der meisten Übergewichtigen vorbei.

Allerdings ist es auch für Übergewichtige von Interesse, sich zu informieren, wie schlanke Menschen mit den Themen Essen und Bewegung umgehen. Einiges kann man daraus durchaus lernen.

Die meisten Schlanken essen beispielsweise nur so viel, bis sie satt sind.

Für viele Übergewichtige kann es ein großer Erfolg sein, wenn sie lernen, wie sich Sättigung anfühlt und wenn sie aufhören zu essen, sobald sie satt sind.

Viele Schlanke können sich auch problemlos mäßigen. Ihnen reicht eine kleine Portion Eis, um zufrieden zu sein.

Wenn man das als Übergewichtiger schafft, ist schon viel gewonnen.

Doch nicht nur der Körper von Übergewichtigen funktioniert meistens anders als bei Naturschlanken, auch die Psyche und mit ihr die Appetitsteuerung läuft anders.

Bei manchen Übergewichtigen bewirkt beispielsweise die kleine Portion Eis möglicherweise einen unstillbaren Heißhunger auf mehr Eis, sodass es für sie schlimmer ist, als hätten sie gar kein Eis gegessen.

Außerdem ist der Rückweg vom Übergewicht zum Schlanksein ganz anders als das Schlank-Bleiben.

Nicht nur, dass man als Übergewichtiger abnehmen muss, um schlank zu werden. Der Stoffwechsel und die Appetitsteuerung hat sich auch stark verändert durch das Übergewicht.

In vielen Fällen ist eine Insulin-Resistenz entstanden, sodass man aufpassen muss, wann man welche Kohlenhydrate isst (z.B. morgens kohlenhydratreich und abends kohlenhydratarm).

Auch andere Steuerungssysteme haben sich häufig durch das Übergewicht oder durch die vorausgegangene üppige Ernährung umgestellt. Neue Studien haben herausgefunden, dass bei fett- und kohlenhydratreicher üppiger Ernährung bestimmte Gene aktiviert werden, die die Fettspeicherung verstärken und die Esslust ankurbeln (siehe Seite 17).

Wenn diese körperlichen Umstellungen erst einmal erfolgt sind, muss man sich anders verhalten, als wenn man die ganze Zeit über schlank war.

In erster Linie muss jeder Übergewichtige selbst herausfinden, was ihm in der individuellen Situation am besten hilft um abzunehmen. Der Weg zum Abnehmen ist nämlich nicht für jeden gleich, sondern von Mensch zu Mensch verschieden.

Wenn man sich gerne an einem Vorbild orientiert, dann besser an einem ehemals Übergewichtigen, der es geschafft hat, dauerhaft schlanker zu werden, als an einem Naturschlanken, dem es schon immer leicht gefallen ist, schlank zu sein.

Abnehmerfolge erkennt man immer am Gewicht

Für die meisten Abnehmwilligen ist die Waage das Maß aller Dinge.

Mithilfe der Waage stellen sie fest, ob ihr Abnehmvorhaben von Erfolg gekrönt ist oder nicht.

Doch die Waage kann nicht zwischen verschiedenen Körpermaterialien unterscheiden und das führt zu Verfälschungen bei der Beurteilung des Erfolges.

Muskelmasse ist nämlich deutlich schwerer als Körperfett.

Wenn man Sport treibt, um abzunehmen, dann ist es ein großer Erfolg, wenn die Muskelmasse zunimmt. Durch die vermehrte Muskelmasse verbraucht man sogar im Ruhezustand mehr Kalorien als zuvor. Außerdem sorgen Muskeln für einen straffen, beweglichen Körper.

Doch wenn man Muskelmasse gewonnen hat, wiegt man mehr als zuvor, selbst wenn man etwas Fett abgenommen hat.

Auf der Waage zeigt sich dann eine Gewichtszunahme, ein Stillstand oder nur eine sehr geringe Abnahme.

Wenn man nicht weiß, dass Muskeln schwerer sind als Fett, kann dies sehr frustrierend sein.

Es gibt auch noch andere Faktoren, die Einfluss auf das Körpergewicht haben, aber unabhängig vom Fett sind.

Wenn man salzreich isst, wird mehr Wasser im Körper eingelagert. Schon eine einzige salzreiche Mahlzeit kann bis zu einem Kilo Gewichtzunahme durch Wasser bringen. Nach wenigen Tagen verliert sich die Wassereinlagerung meistens wieder.

Auch vermehrtes Östrogen kann die Wassereinlagerung fördern, vor allem in der Bauchregion aber auch an den Beinen. Daher nehmen viele Frauen vor der Periode ein bis drei Kilo zu. Nach der Periode verschwindet dieses Extragewicht meist von selbst wieder.

Die Waage gibt also nur bedingt darüber Auskunft, ob man erfolgreich abnimmt oder nicht.

Beim Abnehmen kommt es nur auf die Kalorienbilanz an

Viele Experten behaupten, dass es beim Abnehmen ausschließlich auf die Energiebilanz ankommt. Was man esse und wann man es isst, sei völlig egal.

Die Energiebilanz ergibt sich, wenn man die verbrauchte Kalorienmenge von der gegessenen Kalorienmenge abzieht.

Sowohl für die Kalorien der Nahrung als auch für den Kalorienverbrauch in Ruhe und Bewegung gibt es Tabellen und Berechnungsmethoden. So wird suggeriert, dass man genau ausrechnen kann, wie viel jemand essen darf, der sich so und so viel bewegt.

Doch die Berechnung auf beiden Seiten ist kaum in der erhofften Genauigkeit möglich.

Die Kalorientabellen für Nahrungsmittel gehen davon aus, dass ein bestimmtes Nahrungsmittel immer gleich viel Kalorien hat und dass dies auch auf jeden gleichermaßen passt.

Dabei hat beispielsweise ein unreifer Apfel erheblich weniger Kalorien als ein reifer Apfel. Ein gemästetes Tier hat kalorienreicheres Fleisch als eines, das auf der Weide gelebt hat. Diese Unterschiede treffen auf die meisten Nahrungsmittel zu, ohne dass dies in den Tabellen hinreichend berücksichtigt wird.

Außerdem verwerten verschiedene Menschen die Nahrung sehr unterschiedlich. Es gibt beispielsweise Menschen, deren Darmbakterien verwandeln die angeblichen kalorienfreien Ballaststoffe in Zucker. Das führt nicht nur zu Blähungen, sondern gibt der vermeintlichen Gesundkost eine extra Portion Kalorien.

Auf der Seite des Kalorienverbrauchs kommt es nicht nur auf die messbare Bewegung beim Sport an, sondern auch auf die kleinen Bewegungen im Alltag. Eine leichte körperliche Unruhe kann hier schon viel ausmachen, weil sie den ganzen Tag über wirkt.

Auch die Muskelmasse spielt eine wichtige Rolle beim Energieverbrauch, selbst beim Sitzen auf dem Sofa und im Schlaf.

Hinzu kommt die Körpertemperatur und die Stoffwechselaktivität, die unter anderem durch die Hormone gesteuert wird.

Ein wichtiger Aspekt ist auch noch der schon erwähnte Körperbautyp, denn der Körper versucht meistens, entsprechend seiner Veranlagung Fett anzusetzen.

Auch die Art der Nahrung, und wann man sie isst, spielt eine gewisse Rolle beim Ab- oder Zunehmen.

Manche Menschen reagieren besonders stark auf Kohlenhydrate, verwerten sie vollständig und verwandeln sie eher schnell in Körperfett. Das hängt unter anderem mit den hormonellen Reaktionen auf diese Nährstoffe zusammen.

Andere Menschen nehmen besonders stark durch fettreiche Nahrung zu.

Auch die Zeit der Nahrungsaufnahme scheint eine gewisse Rolle zu spielen. Nahrung, die man kurz vor dem Schlafen isst, soll vom Körper besonders gut verwertet und zu Körperfett umgebaut werden können, vor allem, wenn es sich dabei um kohlenhydratreiche Nahrung handelt.

Dies entbehrt nicht einer gewissen Logik, denn in der Ruhe des Schlafes verbraucht man nicht viel Energie, sodass man frisch zugeführte Nahrung gut zu Speicherfett umbauen kann. Wenn man tagsüber jedoch ausgiebig Sport getrieben hat, wird die abendliche Nahrung eher verwendet, um die Glykogenspeicher in Leber und Muskeln wieder aufzufüllen.

Wenn man all diese Faktoren berücksichtigt, dann könnte man durchaus sagen, dass man nur mit einer negativen individuellen Energiebilanz abnehmen kann.

Die Berechnung ist aber zu komplex und zu individuell schwankend, um plausible Zahlen zu erhalten.

Ob man eine negative Energiebilanz hat, kann man also eigentlich nur indirekt feststellen, nämlich dadurch, ob man abnimmt oder nicht.

Allein die falschen Kohlenhydrate machen dick

Kohlenhydrate sind aktuellen Ernährungs-Bösewichte vor denen Experten in den letzten Jahren immer lauter warnen. Doch ist diese Bösewicht-Stellung berechtigt?

Bei Kohlenhydraten handelt es sich um Nährstoffe, die in Zucker, Honig, Getreide, Kartoffeln, Milchprodukten, Obst und Gemüse enthalten sind.

Sie dienen nahezu weltweit als relativ preiswerte Sättigung-Nährstoffe und Süßmittel.

In letzter Zeit häufen sich die Stimmen, die sagen, dass vor allem Kohlenhydrate am verbreiteten Übergewicht in den Industrieländern schuld sind. Daher wird eine kohlenhydratarme Ernährung (Low carb) empfohlen.

Was sind Kohlenhydrate überhaupt und wie wirken sie?

Im Körper wirken Kohlenhydrate als Energiespender für Bewegung und Gedankenkraft. Wenn erheblich zu viel Kohlenhydrate gegessen werden, werden sie in Fett umgewandelt und als Körperfett gespeichert.

Glukose (Traubenzucker) ist ein Baustein, aus dem sich viele Kohlenhydrate zusammensetzen, beispielsweise der normale Haushaltszucker, aber auch die Stärke in Getreide und Wurzelgemüse.

Das Gehirn ist auf Glukose angewiesen, denn nur Glukose kann vom Blut ins Gehirn gelangen. Daher ist es wichtig, dass immer ausreichend Glukose verfügbar ist.

Insulin als vermeintliches Killer-Hormon

Dafür wird die Glukosemenge im Blut, der sogenannte Blutzuckerspiegel, ständig sorgfältig überwacht und im Rahmen eines geeigneten Niveaus gehalten. Für die Blutzuckerregulierung gibt es zwei Hormone, die gegensinnig wirken: das Insulin und das Glukagon.

Beide Hormone werden von Zellgruppen auf der Bauchspeicheldrüse produziert, den sogenannten Inselzellen.

Insulin senkt den Blutzuckerspiegel und sorgt dafür, dass die überschüssige Glukose als Glykogen in Leber und Muskeln gespeichert wird. Wenn die Glykogenspeicher voll sind, dann wird die Glukose in Fett umgewandelt und als Fettpolster gespeichert.

Glukagon wirkt umgekehrt wie das Insulin. Es sorgt dafür, dass der Blutzucker erhöht wird. Dazu wird Glukose aus dem Glykogen oder aus den Fettpolstern gewonnen.

Wenn viel Insulin im Blut ist, wird die Fettverbrennung in den Muskeln für wenige Stunden verlangsamt aber nur zu etwa einem Drittel. Das dient dazu, dass die Muskeln bei der Bewegung möglichst direkt auf den überschüssigen Zucker im Blut zugreifen und sich die Energie nur teilweise aus den Fettspeichern holen. So wirkt auch körperliche Bewegung senkend auf den Blutzuckerspiegel.

Beim gesunden Menschen funktioniert die Regulierung des Blutzuckerspiegels reibungslos, sodass immer genug Blutzucker vorhanden ist, um das Gehirn zu ernähren. Es ist auch nicht zu viel Glukose im Blut, denn zu viel Zucker stört unter anderem die Fließeigenschaften des Blutes, sodass die Durchblutung schlechter wird.

Nur Menschen mit Diabetes oder Insulinresistenz, einer Diabetes-Vorstufe, habe eine gestörte Regulierung des Blutzuckerspiegels. Bei letzteren und Menschen mit Diabetes Typ 2 wird bei einer kohlenhydratreichen Mahlzeit zu viel Insulin produziert. Dadurch ist der Blutzuckerspiegel kurzfristig zu hoch und dann wird er durch das viele Insulin zu stark gesenkt. Es entsteht ein Unterzucker-Zustand im Blut (Hypoglykämie). Infolgedessen entsteht Heißhunger auf neue Kohlenhydrate.

Diese Überreaktion findet aber nur bei kranken Menschen statt, nicht bei gesunden Menschen. Auch die meisten Übergewichtigen haben nicht diese überschießende Insulinreaktion mit anschließendem Unterzucker.

Dennoch nimmt eine ganze Reihe von Experten diese krankhafte Blutzucker-Steuerung als Erklärungsmodell, um Kohlenhydrate für alle Menschen zu verdammen.

Das lebenswichtige Insulin wird häufig sogar als Killer-Hormon oder als Dickmach-Hormon bezeichnet.

Insulinresistenz

Wer wissen will, ob er eine Insulinresistenz hat, kann im nüchternen Zustand nicht nur seinen Blutzucker, sondern auch seinen Insulinspiegel messen lassen. Das ist bisher eine eher unübliche Untersuchung, obwohl man an jeder Ecke von der Insulinresistenz hört und liest.

Wenn der Insulinspiegel schon nüchtern zu hoch ist, dann besteht vermutlich eine Insulinresistenz.

Bei einer Insulinresistenz reagieren die Körperzellen nicht mehr ausreichend sensibel auf das Hormon Insulin. Daher produziert die Bauchspeicheldrüse immer mehr Insulin, um eine Wirkung zu erzielen. Der erhöhte Insulinspiegel besteht dann nicht nur nach kohlenhydratreichen Mahlzeiten, sondern auch zwischen den Mahlzeiten, also dauerhaft.

Die Insulinresistenz entsteht meistens durch Veranlagung zusammen mit zu vielen Kohlenhydraten in der Nahrung und zu wenig Bewegung über einen langen Zeitraum. Ein dicker Bauch mit viel innerem Bauchfett kann die Entstehung einer Insulinresistenz fördern. Aber nicht alle Menschen mit dickem Bauch haben eine Insulinresistenz.

Viel Bewegung hilft am besten gegen die Auswirkungen einer Insulinresistenz. Auch eine Reduzierung der gegessenen Süßigkeiten kann gegen Insulinresistenz helfen.

Wichtig ist jedoch, dass man sich nicht verrückt machen lässt. Auch extreme Diäten mit totalem Kohlenhydratverzicht sind fehl am Platz.

Glykämischer Index: Unsinn und Nutzen

Im Rahmen der Insulin- und Kohlenhydratverteufelung hat sich eine Messgröße als geeignet erwiesen, um mehrere neue Diäten zu kreieren: der glykämische Index.

Der glykämische Index gibt an, wie stark ein Nahrungsmittel den Blutzuckerspiegel erhöht.

Dadurch werden die Kohlenhydrate in gute und schlechte unterteilt, zumindest bei den zugehörigen Diäten.

Zu den bösen Kohlenhydraten gehören beispielsweise Zucker und Weißbrot, zu den guten Vollkornbrot.

Ursprünglich war der glykämische Index eine Information, die der Diabetes-Forschung diente.

Die Argumentation für die Diäten, die auf dem glykämischen Index basieren, entspricht der Insulinverteufelung:

Durch Nahrung mit einem hohen glykämischen Index wird angeblich zu viel Insulin ausgeschüttet. Dadurch soll der Blutzucker zu stark absinken. Das hat dann Heißhunger zur Folge.

Außerdem soll der erhöhte Insulinspiegel die Fettverbrennung vollständig blockieren.

Beide Argumente treffen bei gesunden Menschen nicht zu und sind auch für Menschen mit Insulinresistenz oder Diabetes nur teilweise richtig.

Bei gesunden Menschen wird nicht zu viel Insulin ausgeschüttet infolge einer kohlenhydratreichen Mahlzeit. Es kommt auch nicht zu einem Unterzucker-Zustand. So wie der Zucker aus dem Blut als Glykogen in Muskeln und Leber gespeichert wird, kann er auch wieder aus dem Glykogenspeicher geholt werden, um den Blutzuckerspiegel zu erhöhen. Dieser Vorgang findet ständig statt.

Zwei wichtige und gesunde Nahrungsmittel sind zudem Opfer des glykämischen Index geworden: Karotten und Kartoffeln.

Beide beinhalten eine geringe Menge Kohlenhydrate, die einen hohen glykämischen Index aufweisen. Da der glykämische Index ignoriert, wie viele der Kohlenhydrate in einem Nahrungsmittel enthalten sind, werden Karotten und Kartoffeln so behandelt, als würden sie ausschließlich aus Kohlenhydraten bestehen.

Karotten und Kartoffeln gelten bei Glykämischer-Index-Diäten also als schlecht und sollen vermieden werden.

Dabei enthalten Karotten gerade einmal 4,6 Gramm Kohlenhydrate auf 100 Gramm. Sie sind kalorienarm und schmecken sowohl roh als auch gekocht angenehm. Außerdem enthalten sie viele Vitamine und Spurenelemente. Daher sind sie sehr geeignete Nahrungsmittel, wenn man abnehmen will.

Kartoffeln enthalten zwar etwa 15 Prozent Kohlenhydrate, was aber immer noch relativ wenig ist, im Vergleich zu Zucker oder Brot. Außer Kohlenhydraten enthalten Kartoffeln relativ viel hochwertiges Eiweiß, Vitamine und Spurenelemente. Der größte Vorteil von Kartoffeln ist ihre starke Sättigungswirkung. Schon zwei bis drei mittelkleine Kartoffeln können ausgiebig sättigen und zufrieden machen. Dabei haben sie relativ wenig Kalorien, machen also nicht dick. Das macht Kartoffeln zu einem idealen Abnehm-Nahrungsmittel.

Die Vorteile dieser beiden wertvollen Nahrungsmittel entgehen den Menschen, die sich nach dem glykämischen Index ernähren.

Ein weiterer Nachteil einer Ernährung nach dem glykämischen Index ist, dass der Verzicht auf böse Kohlenhydrate oft durch vermehrte Fettaufnahme ausgeglichen wird. Ein Abnehmerfolg bleibt dann aus.

Was soll man von einer Ernährungslehre halten, die auf falschen physiologischen Grundlagen basiert und wichtige Nahrungsmittel zu Unrecht verbietet? Zunächst einmal nicht viel.

Doch wenn man diese Diäten genauer betrachtet, haben sie in der Praxis einige Erfolge aufzuweisen.

Auch wenn die physiologische Erklärung nicht stimmt, so verbieten diese Diäten in erster Linie Nahrungsmittel, die in unserer Überflussgesellschaft zu Übergewicht führen.

Wenn man weitgehend auf Süßigkeiten und Weißmehlprodukte verzichtet, kann dies durchaus beim Abnehmen helfen.

Insofern kann die Ernährung nach dem glykämischen Index durchaus bei manchen Menschen zur Gewichtsabnahme führen.

Viele Menschen, die sich sehr streng nach dem glykämischen Index ernähren, berichten jedoch von ausgeprägtem Frust. Das liegt daran, dass Kohlenhydrate zufrieden machen.

Anstatt einer strengen Diät nach dem glykämischen Index empfiehlt sich daher eher eine Reduzierung der Kohlenhydrate mit Augenmaß.

Kohlenhydrat-Sucht

Zum Erfolg der kohlenhydrat-reduzierten Diäten trägt sicherlich eine fatale Eigenschaft der Kohlenhydrate bei: sie können süchtig machen.

Die Wurzel für die Kohlenhydrat-Sucht liegt wahrscheinlich schon in der Steinzeit. Auch damals schon brauchte das Gehirn Glukose, um sich zu ernähren.

Zwar kann der Körper Fette und Proteine in Glukose umwandeln, doch das ist relativ umständlich und dauert eine Weile.

Daher war das Gehirn schon damals sehr daran interessiert, süße oder stärkereiche Nahrung zu erhalten. Es hat also Mechanismen entwickelt, um das Verlangen nach solchen Nahrungsmitteln zu steigern. So war es immer ein Fest, wenn süße Früchte oder Honig gefunden wurden.

Das starke Verlangen nach kohlenhydratreicher Nahrung ist bis heute geblieben, zumindest bei vielen Menschen. Dieses Verlangen wird unter anderen dadurch bewirkt, dass durch kohlenhydratreiche Nahrung vom Gehirn Endorphine ausgeschüttet werden. Endorphine sind Hormone, die glücklich machen.

Fatalerweise steigert sich das Verlangen nach Kohlenhydraten, je mehr man davon isst. Das ist ähnlich wie bei anderen suchterzeugenden Substanzen. In einer Welt, deren Supermärkte und Küchenschränke voller Kohlenhydrate stecken, kommt es so leicht zu einer Überversorgung mit Kohlenhydraten und einem immer stärkeren Suchtverhalten.

Das Gehirn und der Körper haben zwar im Laufe der Jahrtausende Mechanismen entwickelt, wie sie mit Kohlenhydrat-Mangel umgehen können. Aber für eine dauerhafte Kohlenhydrat-Schwemme gibt es noch keine zuverlässigen Mechanismen, weil dieses Problem neu ist.

Eine Kohlenhydratsucht liegt nahe, wenn man einfach nicht genug bekommt, von den Kohlenhydraten, obwohl man schon genug gegessen hat.

Bei vielen Betroffenen äußert sich das als nahezu unstillbarer Süßigkeiten-Hunger. Bei anderen zeigt sich eine starke Gier nach Sättigungsbeilagen wie Reis, Kartoffeln oder Brot.

Die Kohlenhydrat-Sucht hängt zumindest teilweise mit der Endorphin-Ausschüttung des Gehirns zusammen. Weitere Details sind jedoch noch nicht vollständig geklärt.

Wenn man den Eindruck hat, dass man eine Kohlenhydrat-Sucht hat, dann muss man im Prinzip eine Art Entzug durchführen.

Die radikalste Form wäre eine zeitweilige extrem kohlenhydratarme Ernährung. Doch diese radikale Entwöhnung ist für die meisten Menschen zu frustrierend und lässt sich daher kaum durchhalten. Auch wissenschaftliche Studien haben herausgefunden, dass eine sehr kohlenhydratarme Ernährung unzufrieden macht. Daher funktioniert sie meistens nicht auf Dauer, weil die meisten Menschen diese Ernährungsform relativ bald wieder aufgeben.

Andere Betroffene entwöhnen sich mit einer Ernährung nach dem glykämischen Index. Hier passt zwar das physiologische Erklärungsmodell nicht zum Problem, aber der Effekt kann bei manchen Menschen erfolgreich dennoch sein.

Wieder andere Betroffene verzichten auf weißen Zucker und Weißmehlprodukte. Da dadurch meistens der gesamte Kohlenhydrat-Verzehr erheblich eingeschränkt wird, kann diese Methode manchmal helfen. Aber wer statt Fabrikzucker massenhaft Honig und Trockenfrüchte isst, behält sein Problem.

Eine relativ entspannte Methode, um von den schlimmsten Folgen der Kohlenhydrat-Sucht loszukommen, ist abendlicher Kohlenhydrat-Verzicht. Bei vielen Menschen ist Heißhunger nach Süßigkeiten und anderen Kohlenhydraten abends am schlimmsten. Wenn man bei der Abendmahlzeit weitgehend auf Kohlenhydrate verzichtet, und sich stattdessen mit Proteinen satt isst, dann fällt der Heißhunger deutlich geringer aus. Morgens kann man hingegen reichlich Kohlenhydrate essen. So werden unter anderem ausreichend Endorphine ausgeschüttet, um zufrieden zu bleiben. Das Gehirn erhält dadurch genug Kohlenhydrate und muss keine Protest-Aktionen starten, die sich als Heißhunger-Attacken äußern.

Fazit: Sind Kohlenhydrate böse oder nicht?

Bei all den vielen Informationen über Kohlenhydrate stellt sich weiterhin die Frage, ob Kohlenhydrate nun schädlich sind oder nicht.

Die Antwort darauf kann nur sein: beides.

In Maßen genossen sind Kohlenhydrate sicherlich ein guter Nährstoff mit zahlreichen Vorteilen. Sogar den verpönten weißen Zucker kann man in geringen Mengen zu sich nehmen, ohne gleich krank zu werden.

Wenn man jedoch übermäßig große Mengen Kohlenhydrate zu sich nimmt, dann wird man davon dick und möglicherweise auch krank. Am schlimmsten wirken sich hier zweifellos der Fabrikzucker und Weißmehlprodukte aus. Doch auch mit Vollkorn, Honig und Trockenfrüchten kann man dick und krank werden, wenn man es übertreibt.

Es kommt also auf die Menge an.

Fruchtzucker ist gut für die Figur

Der Fruchtzucker (Fructose) kommt vor allem im Obst vor und da Obst als so gesund gilt, haftet auch dem Fruchtzucker der Duft der gesunden Nahrung an.

Außerdem wirkt sich Fruchtzucker nicht auf den Blutzuckerspiegel aus, denn Fructose ist ein anderes Zuckermolekül als die Glukose, die im Blut gemessen wird.

Das hat dafür gesorgt, dass Fructose gerne in Diabetiker-Nahrung verwendet wird. Auch Nahrung für Gesunde wird oft mit der Aufschrift "mit Fruchtzucker" als gesund erklärt. Selbst bei der Ernährung nach dem glykämischen Index kommt der Fruchtzucker gut weg, denn er erhöht ja nicht den Blutzucker-Spiegel.

Aber ist Fruchtzucker tatsächlich so gesund?

Eher im Gegenteil.

Man hat nämlich herausgefunden, dass Fruchtzucker im Körper besonders gerne in Körperfett verwandelt wird. Fruchtzucker macht also schnell dick.

Außerdem fördert Fruchtzucker die Entstehung von Diabetes, anders als Glukose, die nicht zu Diabetes führt. Fruchtzucker sollte in Diabetiker-Nahrung also eigentlich verboten werden.

Schließlich erhöht zu viel Fruchtzucker auch die Blutfettwerte, sodass die Wahrscheinlichkeit für Herzinfarkt und Schlaganfall ansteigt.

So lange es Fruchtzucker nur in eher geringen Mengen im Obst und Honig gab, stellte er kein Problem für den Körper dar.

Doch in den USA wurde anstelle von normalem Zucker Fruchtzucker-Sirup aus dem reichlich angebauten Mais hergestellt. Dieser Sirup hat unter anderem den Vorteil, dass er sich als Flüssigkeit leichter transportieren lässt als der körnige Zucker. In industriell hergestellter Nahrung wird daher gerne Fruchtzucker-Sirup verwendet, beispielsweise in Erfrischungsgetränken (Softdrinks, Cola-Getränken) oder Fertignahrung aller Art. Diese fruchtzuckerreichen Nahrungsmittel gibt es inzwischen auch in Europa in großen Mengen.

Dank dieser modernen Nahrungsmittel wird der Körper heutzutage also mit Fruchtzucker geradezu überschwemmt. Auf diese Fruchtzucker-Mengen ist der Körper nicht eingestellt und dadurch entstehen Probleme.

Fruchtzucker-Unverträglichkeit

Außer der oben erwähnten Gewichtszunahme und der Diabetesförderung kommt es bei etwa 40% aller Menschen in den Industrieländern zu einer Fruchtzucker-Unverträglichkeit.

Ihr Darm kann den Fruchtzucker nicht in ausreichender Menge ins Blut übernehmen. Zu viel Fruchtzucker bleibt im Darm zurück und beginnt dort zu gären.

Dadurch kommt es zu Blähungen, Bauchschmerzen und Durchfall. Viele der Betroffenen leiden zusätzlich unter Depressionen, Rheuma, Müdigkeit und anderen Beschwerden.

Die Beschwerden treten bei den Betroffenen schon bei relativ kleinen Fruchtzucker-Mengen auf, jedoch nicht bei Kleinstmengen. Die Schwere der Beschwerden hängt von der Menge des gegessenen Fruchtzuckers ab. Das unterscheidet die Fruchtzucker-Unverträglichkeit von einer Allergie.

Die Betroffenen sollten nicht nur auf Nahrungsmittel mit künstlich zugefügtem Fructose-Sirup (oder Mais-Sirup) verzichten, sondern auch Obstarten meiden, die einen hohen Fruchtzucker-Anteil haben. Dazu gehören beispielsweise Äpfel, Birnen oder Weintrauben.

Aber bevor man nun streng auf verschiedene Obstsorten verzichtet, sollte man am besten ausprobieren, welche Obstsorten man gut verträgt und welche schlecht. Die gut verträglichen Obstarten kann man dann durchaus essen, denn Obst ist ja eigentlich gesund. Manche Obstarten werden verträglicher, wenn sie voll ausgereift sind. Äpfel sollten beispielsweise nicht knackfrisch sondern weich und voll reif sein, um gut vertragen zu werden.

Vollkorn ist für alle Menschen gut

Vollkorn gilt heutzutage fast allen Experten als heiliger Gral der gesunden Ernährung.

Egal welcher Ernährungsrichtung sie angehören, so stellen die Vollkornprodukte doch einen wesentlichen Teil der guten Nahrungsmittel dar.

Vollkornprodukte sollen schlank machen, sie enthalten viele Vitamine und Mineralien und die besonders wertvollen Ballaststoffe.

Nur wenige Autoren weisen auf potentielle Probleme bei Vollkorn hin. Hier seien vor allem Udo Pollmer und Gunter Frank genannt.

In den Randschichten der Getreidekörner befinden sich nämlich zahlreiche giftige Abwehrstoffe, die das Korn davor bewahren sollen, gegessen zu werden. So schützt sich das Getreide vor Fraßfeinden, beispielsweise vor dem Menschen.

Zu diesen Abwehrstoffen gehören unter anderem die Lektine. Diese giftigen Eiweißstoffe können unter anderem Darmentzündungen, Rheuma oder Diabetes auslösen. Ein anderer Stoff, das Gliadin, löst bei manchen Menschen Neurodermitis, Rheuma, Diabetes, Zöliakie, Demenz oder

Epilepsie aus. Außer diesen beiden Schadstoffen in der Getreidehülle gibt es noch erheblich mehr giftige Abwehrstoffe im vollen Korn.

Erst als die Menschen gelernt hatten, Getreide so zu verarbeiten, dass diese Abwehrstoffe unschädlich gemacht wurden, konnte Getreide in größeren Mengen gegessen werden.

Doch heute wird fast nur auf die bekannten Inhaltstoffe wie Vitamine und Spurenelemente geachtet und so vor allem die Randschicht des Getreides als gesund erklärt. Manche Getreide-Verfechter gehen sogar so weit, dass sie Getreide vorzugsweise in grob geschroteter, roher Form empfehlen, als sogenannten Frischkornbrei.

Aber viele Menschen, die reichlich Vollkornprodukte essen, leiden unter ständigen Verdauungsbeschwerden. Sie haben nicht nur Blähungen und Dauer-Durchfall, sondern oft auch regelmäßige Bauchkrämpfe. Meistens werden sie dann wegen Reizdarmsyndrom behandelt und essen weiter viel vermeintlich gesunde Vollkornprodukte.

Außer reinen Verdauungsbeschwerden kann es durch überreichlichen Vollkorngenuss auch zu den oben erwähnten Erkrankungen Rheuma, Neurodermitis, Diabetes oder neurologische Krankheiten kommen.

Die Betroffenen erleben oft eine schnelle Besserung ihrer Beschwerden, wenn sie auf Vollkornprodukte verzichten. Manche behalten jedoch auch dauerhafte Schädigungen des Darms zurück. Häufig bleibt auch eine langfristige besondere Empfindlichkeit gegenüber Vollkornprodukten bestehen.

Die Neigung zur Vollkorn-Unverträglichkeit ist manchmal angeboren. Meistens entsteht die Unverträglichkeit jedoch, wenn man über einen längeren Zeitraum zu viel Vollkornprodukte gegessen hat, wenn man sich also besonders gesund ernähren wollte. Ein halbes Jahr täglicher Frischkornbrei kann schon eine lebenslängliche Vollkorn-Unverträglichkeit nach sich ziehen, sodass man weder braunen Reis noch Vollkornbrötchen verträgt.

Viele der Betroffenen können allerdings durchaus hin und wieder milde Vollkornprodukte essen, beispielsweise Vollkorntoast oder ähnliches. Dabei handelt es sich aber eher um Nahrungsmittel, die von Vollkorn-Enthusiasten nicht für voll genommen werden.

Nur Fett macht dick

Lange Zeit war Fett der Ober-Bösewicht unter den Dickmachern. Auch heute noch ist nicht nur die Deutsche Gesellschaft für Ernährung (DGE) bei dieser Ansicht geblieben, sondern auch die meisten anderen offiziellen Stellen.

Für Fett als Ober-Dickmacher gibt es im Prinzip zwei Argumente:

- Fett hat mit 9 Kcal pro Gramm die meisten Kalorien, mehr als doppelt so viel wie Kohlenhydrate und Eiweiß.
- Da die Umwandlung von Kohlenhydraten zu Fett nicht ganz einfach ist und etwas Energie verbraucht, liegt der Verdacht nahe: nur Fett macht fett.

Beide Argumente sind aber bestenfalls Indizien und beweisen in keinster Weise, dass Fett allein verantwortlich für Übergewicht ist.

In den USA wurde in den letzten Jahrzehnten so etwas wie ein Langzeit-Massenexperiment mit der Bevölkerung durchgeführt. Auch dort herrschte lange Zeit der Glaube vor, dass das Fett die alleinige Schuld am Übergewicht trägt.

Daher wurden die meisten Nahrungsmittel nur noch fettreduziert angeboten. Solche fettarmen Produkte gibt es zwar auch in Deutschland, aber immer nur neben den normalfetten Produkten. Anders in den USA. Vieles gibt es dort nur noch extrem fettarm. Statt Fett werden häufig verschiedene Zutaten eingebaut, damit die Nahrungsmittel weiterhin cremig und wohlschmeckend sind. Dafür werden unter anderem Emulgatoren verwendet.

Wenn Nahrungsfett tatsächlich die Hauptschuld am Übergewicht tragen würde, müssten die Amerikaner inzwischen alle rank und schlank sein. Doch das sind sie mitnichten. Stattdessen sind die in den Jahrzehnten der fettarmen Ernährung immer dicker geworden.

Möglicherweise liegt das daran, dass sie die fehlenden Fette durch Kohlenhydrate ersetzt haben. Vielleicht haben sie auch insgesamt mehr gegessen, um die Fettmenge zu erhalten, nach der ihr Körper verlangt. Die genauen Details wird man wohl nicht herausfinden können.

Aber eines hat die Entwicklung in den USA deutlich gezeigt: vom Fett alleine kommt das Übergewicht nicht.

Auch in Deutschland wird seit den 1960er Jahren zu fettarmer Ernährung geraten. Viele Menschen haben sich auch daran gehalten. Aber auch hierzulande gibt es eher mehr Übergewichtige als früher.

Das heißt jedoch nicht, dass Fett nicht dick macht.

Wenn man zu viel Fett isst, dann macht das zweifelsohne dick. Vor allem Menschen mit einer Vorliebe für fettes Schweinefleisch oder andere fette Speisen können durch zu viel Fett sehr dick werden.

Aber Fett muss sich den Platz als Ober-Bösewicht wohl mit den Kohlenhydraten teilen.

Sind Pflanzenöle die besseren Fette?

Nicht nur die reine Fettmenge, sondern auch die Art des Fettes soll eine wichtige Rolle für die Gesundheit und das Gewicht spielen.

Als gute Fette galten lange Zeit Fette mit vielen ungesättigten Fettsäuren, das sind beispielsweise die meisten Pflanzenöle. Schlechte Fette sollen Fette mit gesättigten Fettsäuren sein, das betrifft beispielsweise Fett im Fleisch und Butter.

Daher wurde und wird immer noch empfohlen, Fett vorwiegend in Form von Pflanzenölen zu sich zu nehmen.

Inzwischen weiß man jedoch, dass es bei Fetten auch sehr stark auf das Verhältnis zwischen Omega-3-Fettsäuren und Omega-6-Fettsäuren ankommt.

Die Omega-3-Fettsäuren gelten zur Zeit schon als neue Heilsbringer der Gesundheit. Sie sollen entzündliche Prozesse verhindern, gegen Übergewicht helfen, Neurodermitis lindern, die Sehschärfe verbessern und Herz-Kreislauf-Krankheiten verhindern.

Diese hilfreichen Omega-3-Fettsäuren sind vor allem in grünen Blättern vorhanden, außerdem in Algen und in Fischen, die sich von Algen ernähren. Sehr viel Omega-3-Fettsäuren sind auch in Leinöl enthalten, weshalb Leinöl oft als Quelle für Nahrungsergänzungsmittel mit Omega-3-Fettsäuren verwendet wird. Bei Tieren, die sich von Gras ernähren, ist auch die Milch und das Fleisch reich an Omega-3-Fettsäuren, nicht jedoch bei Tieren, die durch Getreide und Soja ernährt werden.

Die Omega-6-Fettsäuren wirken etwa gegenteilig wie Omega-3-Fettsäuren. Wenn sie in einem günstigen Verhältnis zu Omega-3-Fettsäuren stehen, richten sie keinen Schaden an. Doch wenn sie erheblich mehr gegessen werden und dadurch überwiegen, dann kann es zu zahlreichen Gesundheitsstörungen kommen.

Unglücklicherweise enthalten ölhaltige Samen kaum Omega-3-Fettsäuren, dafür umso mehr Omega-6-Fettsäuren. Die daraus gepressten Pflanzenöle sorgen also für ein ungünstiges Verhältnis zwischen den beiden Fettsäuren-Arten. Auf einmal sollen die gesunden Pflanzenöle nicht mehr so gesund sein, stattdessen eher die verpönten tierischen Fette.

Fragt sich, wie lange die Lehre von den Omega-3-Fettsäuren der Weisheit letzter Schluss ist und wann neue Erkenntnisse wieder alles umkrempeln.

Einzig das Rapsöl hat ein halbwegs günstiges Verhältnis zwischen den Fettsäuren-Arten, sodass man es in Hinblick auf die Omega-3-Fettsäuren als gesund bezeichnen kann. Dabei war Rapsöl lange Zeit immer das billigste Pflanzenöl, bei dem die Hersteller vor lauter Scham nicht einmal den Namen Rapsöl auf die Flaschen geschrieben haben. Erst in letzter Zeit ist Rapsöl salonfähig geworden.

Doch geht es noch weiter mit dem Fett-Verwirrspiel.

Das Margarine-Gesundheitsmärchen

Weil die Butter wegen ihres Cholesterin-Gehaltes als so ungesund galt, wurde sie durch Margarine ersetzt, die Pflanzenöle in gehärteter Form enthält.

Zunächst war Margarine nur interessant, weil sie billiger ist als Butter, aber dann wurde ihr vermeintlicher Gesundheitswert entdeckt. Mit ihren ungesättigten Fettsäuren galt sie fortan als sehr gesund. Die Werbung wurde auch nicht müde, ihre gesunde Wirkung zu propagieren.

So aßen viele Menschen ihrer Gesundheit zuliebe Margarine statt Butter, obwohl sie Butter lieber mochten.

Inzwischen hat sich herausgestellt, dass die gehärteten Fette in vielen Margarine-Sorten, die sogenannten Transfette, ganz besonders ungesund sind. Sie fördern Herz-Kreislauf-Erkrankungen, genau das, was durch den Margarine-Genuss verhindert werden sollte.

Auf der anderen Seite hat sich herausgestellt, dass die angeblich ungesunde Butter relativ viel Omega-3-Fettsäuren enthält und dadurch jetzt zu den gesunden Nahrungsmitteln gehört.

Die Cholesterin-Hysterie

Die Angst vor Cholesterin gehört zu den hartnäckigsten Gesundheits-Legenden der letzten Jahrzehnte.

Cholesterin ist eine Fettart, die im Körper lebenswichtig für den Aufbau der Zellmembranen ist. Jede Zelle des Körpers braucht also Cholesterin, insbesondere das Gehirn. Außerdem wird Cholesterin benötigt, um den Gallensaft und mehrere Hormone zu produzieren.

Die Leber, die Darmschleimhaut und das Gehirn produzieren das benötigte Cholesterin.

Weil es überall so wichtig ist, befindet sich auch Cholesterin im Blut.

Vor einigen Jahrzehnten hat man jedoch beobachtet, dass Herz-Kreislauf-Erkrankungen bei Männern bis 45 Jahren häufig gleichzeitig mit einem erhöhten Cholesterin-Spiegel im Blut auftraten. Daraus hat man hergeleitet, dass der erhöhte Cholesterin-Spiegel die Ursache der Erkrankungen sein müsse. Ob beide nicht eher eine gemeinsame Ursache haben, wurde nicht weiter untersucht.

Stattdessen wurde behauptet, dass Cholesterin Herzinfarkt und Schlaganfall verursacht. Außerdem wurde behauptet, dass Cholesterin in der Nahrung den Cholesterinspiegel im Blut erhöhen würde.

Fortan waren cholesterinreiche Nahrungsmittel wie Eier, Butter und viele Fleisch- und Wurstsorten verpönt. Das hat vor allem viele Männer betrübt, deren Frauen der Gesundheit zuliebe die beliebten Speisen verbieten.

Der einzige Lichtblick in der Cholesterin-Hysterie war die Unterscheidung zwischen dem bösen (LDL) und dem guten (HDL) Cholesterin. Das hat der allgemeinen Panik vor Cholesterin jedoch keinen Abbruch getan.

Inzwischen weiß man schon lange, dass es nicht das Cholesterin in der Nahrung ist, das den Cholesterin-Spiegel im Blut nach oben treibt. Wenn man zu viel Cholesterin isst, dann wird dies normalerweise einfach umgebaut.

Nur eine zu hohe körpereigene Cholesterin-Produktion bewirkt einen hohen Cholesterinspiegel im Blut.

Außerdem steht immer mehr in Frage, ob der hohe Cholesterinspiegel tatsächlich Herz-Kreislauf-Erkrankungen verursacht.

Die ganze Angst vor Cholesterin in Eiern, Käse und Fleisch war also völlig umsonst.

Fazit: Sind Fette böse oder nicht?

Ebenso wie die Kohlenhydrate sind Nahrungsfette nicht böse.

In gewissen Mengen sind Fette sogar unentbehrlich und fördern die Gesundheit.

Aber wenn man zu viel Fette isst, dann kann man von ihnen dick werden.

Bei den einzelnen Fettarten sollte man möglicherweise weniger auf moderne Gesundheits-Thesen hören als auf das eigene Gefühl.

5 mal Obst und Gemüse am Tag tut allen gut

Eine der neueren Gesundheitsvorschläge nennt sich: 5 am Tag.

Damit ist gemeint, dass man täglich fünf Portionen Obst und Gemüse essen sollte. In Gramm angegeben sollen es mindestens 650 Gramm am Tag sein.

Diese erhebliche Menge Obst und Gemüse soll vor allem Krankheiten wie Krebs verhindern. 5 am Tag soll aber auch dem Abnehmen dienen.

Obst und Gemüse sind sicherlich sehr gesund für den Körper, sofern man es verträgt.

Vor allem bei Obst kann eine Fruchtzucker-Unverträglichkeit dem reichlichen Obstgenuss einen Strich durch die Rechnung machen.

Auch die verschiedenen Gemüse-Arten werden nicht von allen Menschen problemlos vertragen. Kohlarten, Zwiebeln, Bohnen und andere Gemüse können bei empfindlichen Menschen Blähungen verursachen. Andere haben Probleme mit den Oxalsäuren in grünen Gemüsearten wie Spinat.

Also kann man auch Obst und Gemüse nicht pauschal in großen Mengen empfehlen.

Selbst für Menschen, die keine speziellen Probleme mit Obst und Gemüse haben, scheinen fünf Portionen täglich übertrieben viel.

Wenn man so viel Obst und Gemüse isst, bleibt ja kaum noch Platz auf dem Speisezettel für andere Nahrungsmittel. Außer man isst Obst und Gemüse zusätzlich, aber das ist bestimmt nicht Sinn der Sache.

Das Hauptproblem der Kampagne "5 am Tag" ist möglicherweise, dass sie zu viel von den Menschen verlangt.

Da kaum jemand die fünf Portionen Tag für Tag schafft, bleibt immer ein schlechtes Gewissen, wenn man den Obst- und Gemüse-Verzehr ernst nimmt.

Vielleicht wäre es erfolgreicher, wenn man eine Kampagne mit 3 am Tag starten würde. Drei Portionen Obst und Gemüse lassen sich nämlich viel eher durchhalten und sind bestimmt auch förderlich für die Gesundheit.

Sinnvoll ist es bestimmt auch, wenn man so viel Obst und Gemüse isst, wie einem schmeckt und gut bekommt. Auch sollte man hin und wieder neue Obst- und Gemüsesorten ausprobieren. Manchmal entdeckt man dabei nämlich ganz neue Vorlieben.

Ballaststoffe machen schlank

Ballaststoffe gelten als Nonplusultra der gesunden und schlankmachenden Ernährung.

Sie helfen nicht nur gegen Verstopfung, sondern sollen sogar Herzinfarkt, Schlaganfall und Krebs verhindern. Außerdem gelten sie als völlig kalorienfrei, sollen aber eine Mahlzeit so verwandeln, dass sie nachhaltig sättigt.

Ballaststoffe gibt es in den Randschichten des vollen Korn, aber auch in Gemüse. Wenn man es mit seiner Gesundheit besonders gut meint, kann man Ballaststoffe auch zusätzlich als Nahrungsergänzungsmittel einnehmen.

Den meisten Menschen ist völlig unbekannt, dass diese enorm gesundheitsfördernden Ballaststoffe ihre Tücken haben können.

Manche Menschen können Ballaststoffe nämlich so verdauen und verarbeiten, dass sie sich in Zucker verwandeln. Plötzlich werden aus den schlank machenden Ballaststoffen wahre Kalorienbomben.

Die umgewandelten Ballaststoffe beginnen dann auch meistens zu gären, sodass es zu starken Blähungen und oft auch zu Durchfall kommt.

Die Fähigkeit, Ballaststoffe in Zucker zu verwandeln, haben die Betroffenen speziellen Darmbakterien zu verdanken.

In Notzeiten ist diese Fähigkeit sehr wertvoll, denn man kann ins sprichwörtliche Gras beißen und wird trotzdem satt, wenn auch mit erheblichen Darmbeschwerden.

Aber wenn man in üppigen Zeiten lebt und abnehmen will, sollte man als Ballaststoffverwerter besser keine besonders ballaststoffreichen Nahrungsmittel essen. Das betrifft beispielsweise Kleie, Flohsamen, aber oft auch Vollkornprodukte.

Beim Abnehmen muss man sehr viel verzichten

Abnehmkuren sind meistens mit einer langen Reihe von Verboten verbunden. Um abzunehmen, darf man nicht sündigen.

Schon das Wort "sündigen" erinnert an religiöse Regeln.

Aber geht es beim Abnehmen um Religion und Moral? Soll man bestraft werden, weil sich Fettpolster gebildet haben?

Bei vielen Diäten und Abnehmtipps bekommt man genau diesen Eindruck. Oft werden Nahrungsmittel verboten, die mit einer Gewichtszunahme gar nichts zu tun haben, sondern eher schlank machen, beispielsweise Karotten, Tomaten oder Paprika.

Dabei ist das Zunehmen alleine schon mit genug Frust verbunden und viele fühlen sich durch ihr Gewicht schon sehr bestraft.

Schließlich gibt es andere, denen es spielend leicht fällt, ihr Gewicht zu halten. Oft sind es dann genau die Naturschlanken, die den Übergewichtigen strenge Verzichtsregeln nahelegen.

Abnehmen kann man aber am besten, wenn man sich wohlfühlt. Stress und Kummer kann man beim Abnehmen nicht gebrauchen.

Für eine erfolgreiche Gewichtsabnahme ist es ausreichend, wenn man die besonders kalorienreichen Nahrungsmittel deutlich reduziert, beispielsweise Schokolade oder fetter Schweinebraten. Wenn man diese kalorienreichen Nahrungsmittel aber besonders gerne isst, sollte man sie nicht vollständig verbieten, sondern hin und wieder bewusst genießen.

Hunger ist übrigens auch sehr schlecht, wenn man abnehmen will. Wer ständig hungrig ist, dessen Stoffwechsel stellt sich um auf eine Hungersnot. Dann nimmt man eher Muskeln ab anstatt Fett, der gesamte Stoffwechsel wird verlangsamt und auf Dauer wird man krank.

Stattdessen sollte man sich mindestens drei Mal täglich satt essen, allerdings auch nicht vollstopfen.

Vor allem eiweißreiche Nahrungsmittel machen nachhaltig satt und haben nicht einmal viele Kalorien. Geeignet zur Sättigung sind beispielsweise Hühnchenfleisch, Putenbrust, Fisch, Eier oder Quark. Auch Kartoffeln sättigen im Vergleich zu ihrem Kaloriengehalt sehr nachhaltig.

Zum Magenfüllen eignen sich außerdem Salat, Gemüse und Obst.

Wer gründlich satt ist, braucht zwischendrin nicht ständig naschen.

Anstatt Verboten ist eher ein Verständnis über die Vorgänge des Körpers hilfreich beim Abnehmen.

Abnehmen ist eine reine Frage der Disziplin

Viele Übergewichtige werden ständig damit konfrontiert, dass es nur eine Sache der Disziplin sei und schon würden sie völlig problemlos rank und schlank werden.

Sind etwa alle Übergewichtigen disziplinlos?

Für einen Teil der Betroffenen mag diese Vorstellung durchaus zutreffen, doch die schlanken Mahner machen es sich etwas zu einfach, wenn sie fehlende Disziplin als Wurzel des Übergewicht-Übels betrachten.

Die eine Seite der Disziplin gegen das Übergewicht ist der Verzicht von kalorienreichen Nahrungsmitteln.

Bei extrem schlanken Menschen, beispielsweise Models oder solchen, die es gerne wären, ist es relativ verbreitet, dass sich die Betroffenen durch ausgeprägten Hunger quälen. Viele leiden so sehr unter dem permanenten Hunger, dass sie ihr Unterfangen eines Tages aufgeben. Andere werden früher oder später magersüchtig, dann macht ihnen das Hungern nicht mehr so viel aus, aber sie werden krank davon.

Die meisten schlanken Menschen müssen sich jedoch nicht so extrem kasteien, um schlank zu bleiben. Zwar verkneifen sich viele hier und da ein paar kalorienreiche Gelüste, aber im Allgemeinen findet kein täglicher Extremverzicht statt.

Viele Übergewichtige setzen sich jedoch regelmäßig extremen Verzicht-Situationen aus, immer dann, wenn sie eine Diät durchführen. Im Durchschnitt verzichten Übergewichtige viel mehr als Normalgewichtige. Sie essen durchschnittlich sogar weniger Kalorien.

Doch bei vielen Übergewichtigen ist nicht nur die Anlage zum Übergewicht vorhanden, auch ihr Appetit ist stärker als bei Normalgewichtigen.

Der Appetit wird aber nicht vom Bewusstsein gesteuert, sondern vom Unterbewussten. Gegen die Kraft des Unterbewussten kommt man nur sehr schwer an.

Wenn das Unterbewusste etwas essen will, dann kann man diesem Drang eine Weile widerstehen. Doch irgendwann, in einem müden oder unaufmerksamen Moment, wird sich das Unterbewusste durchsetzen.

Die meisten Normalgewichtigen sind mit einem Unterbewussten gesegnet, dass nur zu wenig unvernünftiger Völlerei drängt. Die meisten Übergewichtigen haben es mit ihrem stets hungrigen Unterbewussten erheblich schwerer.

Darum kann man das Maß der Disziplin, das nötig ist, damit jemand sparsam isst, nicht von Mensch zu Mensch vergleichen.

Mit der anderen Seite der Disziplin, dem Sport, sieht es ganz ähnlich aus.

Jemand, der es gewohnt ist, sich viel zu bewegen, der sich eines beweglichen, schlanken Körpers erfreuen kann, braucht nicht viel Disziplin, um zu einer sportlichen Aktivität aufzubrechen.

Ein kleiner, innerer Schubser reicht aus, um sich vom Sofa zu erheben und die Turnschuhe zu schnüren. Der sportliche Mensch weiß auch schon im Voraus, dass er Freude an der Bewegung haben wird, selbst wenn es teilweise etwas anstrengend wird.

Ganz anders sieht es für einen Übergewichtigen aus, dem es schon schwer fällt, zwei Treppen zu ersteigen. Für Viele ist es schon mühsam, überhaupt die Turnschuhe anzuziehen. Beim eigentlichen Sport fällt oft jeder Schritt schwer und die Betroffenen schleppen sich dahin. Außerdem genieren sich viele Übergewichtige, sich in der Öffentlichkeit zu bewegen, weil sie oft Hohn und Spott ausgesetzt sind. Dabei sollte man eigentlich jedem Übergewichtigen Respekt zollen, der sich auf ein Fahrrad, ins Schwimmbad oder ins Fitnessstudio wagt.

Um es zu schaffen, sich vernünftig zu ernähren und ausreichend zu bewegen, braucht man nicht unbedingt ein enormes Maß an Disziplin. Stattdessen ist es viel aussichtsreicher, wenn man sich seine Situation so einrichtet, dass das eigene Unterbewusste beim Abnehmen hilft anstatt es zu bekämpfen (Siehe ab Seite 119).

Bei der Ernährung kann man seine tiefen Bedürfnisse berücksichtigen und auch die suchtartigen Mechanismen des Körpers.

Wenn man lernt, die Bedürfnisse zu befriedigen und seine Süchte zu überwinden, dann braucht man nicht mehr viel Disziplin, um sich abnehmfördernd zu ernähren. Dann reicht ein klitzekleines inneres "Nein", wenn man abends doch noch einmal Heißhunger verspürt.

Doch für diesen Prozess braucht man Zeit und man muss sich gegebenenfalls auch hier und da einen Rückfall verzeihen.

Auch für das Anfreunden mit körperlicher Bewegung brauchen viele Übergewichtige Zeit. Anfänglich kann es hilfreich sein, wenn man sich in einem geschützten Rahmen an mehr Bewegung gewöhnt. Das kann ein Heimtrainer zuhause sein, oder eine extra Sportgruppe für Übergewichtige, oder langsames Wandern auf eher einsamen Wegen.

Nach und nach wird der Körper fitter und die Bewegung macht mehr Spaß. Wenn man erst einmal körperlich fit ist, dann fällt es auch viel leichter, den neugierigen Blicken der Mitmenschen standzuhalten. Der Respekt kommt meistens ganz von alleine, wenn die Menschen sehen, dass auch Übergewichtige fit sein können.

Wenn man sich dann gerne bewegt, dann braucht man nur noch ein klein wenig Disziplin, um sich die Sportschuhe zu schnüren.

Es geht also nicht so sehr um die Stärke der Disziplin als darum, dass man es sich leichter macht, weniger zu essen und sich mehr zu bewegen.

Wie man es sich das Abnehmen leichter macht, ist eigentlich das Hauptthema dieses Buches.

Bei einer Abnehmpause muss man noch weniger essen

Bei einem längeren Abnehm-Vorhaben kommt es häufig zum Stillstand des Abnehm-Fortschritts. Viele Menschen denken, in so einem Fall müssten sie noch weniger essen.

Wenn die Stagnation des Gewichtes schon nach einer Woche auftritt, dann ist dies leider ein ganz normales Phänomen. In der ersten Woche ist das Abnehmen nämlich meistens besonders einfach. Durch eine Ernährungsumstellung wird häufig weniger salzreich gegessen, so dass viel Gewebswasser ausgeschwemmt werden kann. Außerdem funktioniert die Verdauung durch die Ernährungsumstellung meistens besser. Daher ist der Darm weniger voll als zuvor. Die ersten Abnehm-Kilos bekommt man daher häufig mit relativ geringem Aufwand in den Griff. Danach wird es schwieriger. In diesem Fall muss man häufig tatsächlich noch etwas weniger essen oder mehr Sport treiben, es sei denn, man isst schon extrem wenig.

Eine Abnehmpause während eines Abnehm-Vorhabens tritt ansonsten recht häufig auf. Solange diese Pause nicht länger als einen Monat dauert, braucht man deshalb überhaupt nichts zu unternehmen. Geduld und Weitermachen wie bisher ist die einzig sinnvolle Maßnahme.

Wenn die Abnehmpause jedoch länger als einen Monat andauert, ist es sinnvoll, die aktuelle Abnehmstrategie einer gründlichen Überprüfung zu unterziehen.

In manchen Fällen kann es durchaus sein, dass sich im Laufe der Zeit einige kalorienreiche Nahrungsmittel eingeschlichen haben, die einem bis dahin noch nicht bewusst geworden sind. Das Unterbewusste versucht häufig, das Bewusstsein an der Nase herumzuführen. Dann wird beispielsweise die Butter etwas dicker auf das Brot gestrichen, oder hier und da ein gesunder leckerer Fruchtsaft getrunken. Beides fällt nicht unbedingt sofort auf, bringt aber ein wenig mehr Kalorien, und sabotiert dadurch das Abnehmvorhaben. In diesem Fall ist es sinnvoll, wenn man den kleinen Nachlässigkeiten beim Essen auf die Spur kommt und wieder damit aufhört.

Eine andere Möglichkeit ist, dass sich der Körper möglicherweise an die Nahrung gewöhnt hat und sie besser verwerten kann. Wenn man meistens die gleiche oder ähnliche Nahrung isst, gewöhnt sich der Körper an die einzelnen Nahrungsmittel. Er lernt, das Optimum aus ihnen heraus zu holen. Dadurch wird die Nahrung allmählich kalorienreicher für den Betroffenen, auch wenn das allen Kalorientabellen widerspricht. Was für Menschen in schlechten Zeiten ein Segen ist, ist für Übergewichtige in üppigen Zeiten ein echtes Problem. Um dieser Falle zu entkommen, hilft nur Abwechslung bei der Ernährung.

Auch die sportliche Begeisterung kann schleichend etwas nachgelassen haben. Selbst wenn man nach wie vor gleich oft und gleich lange Sport treibt, wie in der Phase des erfolgreichen Abnehmens, kann doch durch Lustlosigkeit die Intensität abgenommen haben. In diesem Fall kann man sich überlegen, was man im Sportbereich verändern kann, so dass es wieder mehr Spaß macht. Mit Krafttraining erreicht man übrigens oft eine bessere Gewichtsabnahme, als wenn man ausschließlich Ausdauersport betreibt. Dazu muss man nicht unbedingt Hanteln stemmen. Auch spezielle Gymnastikübungen wie "Bauch, Beine, Po" kann man als eine Art Krafttraining betrachten.

Wenn man jedoch weiterhin mit Eifer Sport betreibt und so wenig isst, dass man eigentlich abnehmen müsste, und trotzdem nicht weiter abnimmt, dann kann es sein das der Stoffwechsel sich auf Hungerzeiten eingestellt hat.

Wie man aus dem Hungerstoffwechsel wieder heraus kommt, um langfristig wieder abnehmen zu können, wird ab Seite 97 beschrieben.

Fünf Mahlzeiten sind am besten zum Abnehmen

Lange Zeit wurden zum Abnehmen fast von jedem Experten fünf Mahlzeiten täglich empfohlen. Diese fünf Mahlzeiten sollten sich aus drei Hauptmahlzeiten und zwei Zwischenmahlzeiten zusammensetzten.

Diese Empfehlung stammt einerseits aus dem Diabetesforschung und andererseits aus Erkenntnissen darüber, wie Menschen am leistungsfähigsten sein können.

Fünf Mahlzeiten dienen dazu, dass der Blutzuckerspiegel zu keiner Zeit des Tages deutlich abfällt.

Dadurch können Diabetiker indirekt Insulin einsparen. Sportler und schlanke Menschen sind optimal leistungsfähig, weil sie keine Leistungstiefs durch relativ niedrigen Blutzuckerspiegel haben.

Doch zum Abnehmen hat gerade der gleichmäßige Blutzuckerspiegel einige Nachteile. Denn wenn immer eine gute Menge Blutzuckerspiegel vorhanden ist, besteht kaum je der Bedarf, dass sich der Körper an den Fettpolstern bedient.

Wenn die Pausen zwischen den Mahlzeiten hingegen 5-6 Stunden dauern, dann sinkt der Blutzuckerspiegel vor der nächsten Mahlzeit spürbar ab. Beim gesunden Menschen ist diese Absenkung des Blutzuckerspiegels jedoch nicht zu stark, sondern in einem normalen Rahmen.

Durch den abgesenkten Blutzuckerspiegel wird in diesem Zeitraum vermehrt Körperfett abgebaut. Dieser Vorgang wird noch dadurch verstärkt, dass bei jeder Mahlzeit Insulin ausgeschüttet wird, vor allem um den angestiegenen Blutzucker wieder zu senken. Das Insulin verlangsamt jedoch auch die Fettverbrennung für etwa 3-6 Stunden um etwa ein Drittel. Erst danach findet die Fettverbrennung wieder in vollem Umfang statt.

Viele Übergewichtige halten längere Pausen zwischen den Mahlzeiten auch besser aus als schlanke Menschen. Sie brauchen dann gar keinen Imbiss zwischendurch, weil es keine ausgeprägten Hungerlöcher gibt.

Ob das Optimale nun drei, vier oder fünf Mahlzeiten sind, hängt letztlich von der persönlichen Situation ab.

Wenn man sehr viel Sport treibt, ist es auch bei Übergewicht sinnvoll, zwischendrin eine kleine Stärkung einzunehmen, sobald man sich schwächer fühlt.

Eine lange Pause zwischen den Mahlzeiten sollte auch nicht dazu führen, dass man bei der nächsten Mahlzeit stark ausgehungert ist, und deswegen große Mengen vertilgt.

Am besten probiert man aus, wie viele Mahlzeiten einem am besten bekommen und möglichst gut beim Abnehmen helfen. Die Zahl der Mahlzeiten kann auch von Tag zu Tag verschieden sein.

Als Zwischenmahlzeit sollte man möglichst keinen Schokoriegel oder ähnliche kalorienreiche Nahrung mit geringer Sättigungswirkung essen. Besser geeignet ist hierfür Obst oder ein Joghurt.

Ohne Frühstück startet man leicht in den Tag

Viele Übergewichtige verzichten regelmäßig auf das Frühstück, in der Hoffnung, dass sie das ihrer Traumfigur näher bringt.

Außerdem fällt der Verzicht auf das Essen morgens meistens besonders leicht und viele Menschen sind morgens sowieso in Eile.

Doch der Verzicht auf das Frühstück bewirkt genau das Gegenteil des Erwünschten. Er zementiert das Übergewicht und verhindert das Abnehmen.

Warum ist das Frühstück so wichtig für das Abnehmen?

Wenn man morgens nichts isst, dann denkt sich der Körper, dass wieder einer dieser Hungertage begonnen hat. Er schaltet den Stoffwechsel herunter und aktiviert das Notprogramm mit verstärkter Fettspeicherung.

Jede Nahrung, die dann im Verlauf des Tages gegessen wird, wird besonders ausgiebig verwertet und alle Überschüsse werden sorgfältig als Fettpolster gespeichert.

Ohne Frühstück tut man also jeden Tag etwas dafür, dass man immer dicker wird.

Wenn man hingegen ein Frühstück isst, merkt der Körper, dass ein guter Tag begonnen hat. Der Stoffwechsel kann voll hochgefahren werden und die Energie kann nach Herzenslust verbraucht werden, denn es ist ja genug da.

Als Frühstück gilt übrigens nur eine Mahlzeit, die man innerhalb der ersten Stunde nach dem Aufwachen isst. Wenn man erst deutlich später isst, dann ist das für den Körper wie ein Tag ohne Frühstück.

Zum Frühstück darf man auch reichlich Kohlenhydrate essen. Denn der Tag hat gerade erst begonnen und man wird die gegessenen

Kohlenhydrate im Laufe des Tages verbrauchen. Kohlenhydrate zum Frühstück geben zudem Kraft für die kommenden Aufgaben und machen gute Laune.

Viel Bewegung ist für alle gleich wichtig

Bei fast jeder Abnehm-Empfehlung gehört mehr oder weniger viel Bewegung dazu.

Dabei wird zwischen verschiedenen Menschen kaum je unterschieden.

In der Praxis kommt es jedoch oft genug vor, dass ein Mensch ganz beglückt von der körperlichen Bewegung ist, sich insgesamt besser fühlt und gut dabei abnimmt. Andere quälen sich jahrelang mit Sport, gewinnen einfach keine Freude an der Bewegung und nehmen auch kaum dabei ab.

Diese Unterschiede liegen daran, dass Menschen in Hinblick auf Sport und Muskelbildung unterschiedlich veranlagt sind.

Es gibt den Typ Athletiker und den Typ Hypoplastiker. Die meisten Menschen liegen irgendwo zwischen den beiden Extremen.

Der Athletiker gewinnt bei sportlicher Betätigung schnell Muskelmasse hinzu. Bewegung macht ihm zudem meistens viel Freude. Allein schon die Muskeln und ihre Bewegung zu spüren, ist für ihn eine Quelle des Glücks. Da der Athletiker durch Sport viel Muskelmasse aufbaut, hat er auch einen doppelten Nutzen durch die Bewegung. Einerseits verbraucht er durch die Bewegung Kalorien. Andererseits verbrauchen die hinzu gewonnenen Muskeln sogar im Ruhezustand Kalorien. Dem Athletiker fällt es daher relativ leicht, mithilfe von Sport Fett abzubauen.

Daher ist es für den Athletiker sehr sinnvoll, wenn er sein Abnehm-Vorhaben durch reichlich Sport unterstützt.

Ganz anders sieht es hingegen beim Hypoplastiker aus. Selbst wenn er viel Krafttraining macht, wachsen die Muskeln nur spärlich. Das führt dazu, dass ihm Sport häufig keine Freude macht.

Zwar kann auch der Hypoplastiker durch regelmäßiges Ausdauertraining Kalorien verbrauchen, aber der doppelte Gewinn durch die Muskelmasse fehlt weitgehend.

Wenn man den geringeren Effekt und die geringere Freude betrachtet, muss man zu dem Schluss kommen, dass Sport für Hypoplastiker eine eher untergeordnete Rolle beim Abnehmen spielt.

Das heißt jedoch nicht dass sie auf Bewegung vollständig verzichten sollten. Denn auch für Hypoplastiker ist eine gewisse Bewegung gut für die Gesundheit und den Stoffwechsel. Für sie reicht es jedoch beispielsweise, sich drei Mal in der Woche eine halbe Stunde maßvoll zu bewegen.

Da die meisten Menschen, weder dem einen noch dem anderen Extrem entsprechen, sondern sich irgendwo mehr oder weniger in der Mitte wiederfinden, gilt für sie auch hinsichtlich der Bewegung die Mitte zwischen den oben beschriebenen Bewegungsempfehlungen.

Am besten funktioniert es, wenn man Sport ausprobiert. Dabei sollte man jeder Sportart eine gewisse Zeit lang die Chance geben, sich zu bewähren. Bei den meisten Sportarten braucht man nämlich eine Weile, bis man weiß, ob man Freude daran hat oder nicht. Verschiedene Sportarten sind auch sehr unterschiedlich in ihrem Spaß-Potential. Manche Menschen hassen Ballspiele, lieben aber Ausdauersport alleine. Bei anderen Menschen ist es genau umgekehrt.

Nur weil man Schulsport gehasst hat, oder lange Zeit bewegungsarm gelebt hat, bedeutet das noch lange nicht, dass man auch jetzt jede Art von sportlicher Bewegung hasst.

Es kann sich ausgesprochen lohnen, dem Sport eine Chance zu geben.

Und selbst wenn einem nach längerem Ausprobieren Sport keine Freude macht, kann es bei anderen Bewegungsarten anders aussehen. Auch beispielsweise Gartenarbeit ist eine sehr effektive Bewegung.

Abnehmen kann man nur mit dem Fettverbrennungspuls

Bei Sportkursen und Fitnessgeräten wird häufig empfohlen, mit dem sogenannten Fettverbrennungspuls zu trainieren, um zu einem möglichst hohen Prozentsatz Fett zu verbrennen.

Doch, was hat es mit diesem Fettverbrennungspuls auf sich, hilft der Fettverbrennungspuls tatsächlich beim Abnehmen und ist es sinnvoll, so zu trainieren?

Beim normalen Energieverbrauch im Körper durch Bewegung wird immer sowohl Zucker als auch Fett verbrannt. Dabei werden die Bestände genutzt, die sich direkt im Muskel befinden. Erst später füllt der Körper die Muskelbestände wieder aus dem Blutzucker und den Fettpolstern auf. Dabei spielt es kaum eine Rolle, welcher Nährstoff bei der Bewegung stärker verbraucht wurde, denn beide Nährstoffarten können ineinander umgewandelt werden.

Im Ruhezustand holt sich der Körper und die ruhenden Muskeln die Energie fast ausschließlich durch Fettverbrennung. Aber der gesamte Energieverbrauch ist dabei sehr gering.

Bei moderater Bewegung, wenn die Herzfrequenz zwischen 60% und 70% des Maximums beträgt, also im sogenannten Fettverbrennungsbereich, liegt die Fettverbrennung etwa bei 60% und die Glukoseverbrennung bei 40% des gesamten Energieverbrauchs. Der gesamte Energieverbrauch ist bei dieser ruhigen Bewegung aber immer noch relativ gering. Er beträgt in etwa 8 kcal pro Minute insgesamt. Auf die Fettverbrennung entfallen dann ungefähr 5 kcal pro Minute.

Wenn man hingegen intensiver trainiert, beispielsweise mit 80% der maximalen Herzfrequenz (Cardiobereich), dann liegt der Anteil der Fettverbrennung nur noch bei 40% und der Glukoseverbrennung bei 60%. Doch der gesamte Energieverbrauch ist deutlich höher. Er liegt ungefähr bei 18 kcal pro Minute, sodass auf die Fettverbrennung allein auf etwa 7 kcal kommt.

Die absolute Fettverbrennung ist bei höherer Belastung also höher als bei niedriger. Die noch mehr erhöhte Glukoseverbrennung kommt noch hinzu.

Sport im Cardiobereich ist für das Abnehmen also erheblich effektiver als Sport mit dem Fettverbrennungspuls.

Dennoch hat das Training im Bereich des Fettverbrennungspulses, also relativ langsames Ausdauertraining, für Untrainierte und stark Übergewichtige etliche Vorteile.

Das langsamere Training hält man erheblich länger durch als schnelles, anstrengendes Training.

Für den Bewegungsapparat ist langsames Training deutlich schonender. Es kommt also nicht so leicht zu Muskelkater, Zerrungen, Knieproblemen und dergleichen. In schweren Fällen kann überforderndes Cardiotraining nach einer Weile sogar zu Ermüdungsbrüchen oder Knochendeformationen (Fersensporn) führen. Da Verletzungen zu Trainingsausfall führen, ist das langsame Training insgesamt effektiver.

Wenn man nach einer Weile besser trainiert ist, kann man die Intensität seines Trainings dem Fitnessgrad anpassen.

Für Männer und Frauen gilt beim Abnehmen das Gleiche

Seit Frauen sich emanzipiert haben, gibt es einen ausgeprägten Drang, Frauen und Männer als gleich zu betrachten.

Dabei ist eigentlich völlig klar, dass Männer und Frauen sehr verschieden sind, auch wenn sie selbstverständlich gleich viel wert sind. Gleichwertigkeit hat aber nichts mit Gleichartigkeit zu tun.

Auch beim Abnehmen kann man Männer und Frauen nicht über einen Kamm scheren.

Die meisten Abnehm-Bücher und Zeitschriftenartikel wenden sich vorwiegend an Frauen, weil Frauen viel häufiger dauerhaft mit ihrem Gewicht kämpfen.

Weil es zu Frauen und ihren Abnehmbestrebungen gut passt, wird also viel Salat und Obst empfohlen, hier und da noch ein leichtes Jogurt. Obst und Gemüse sind Nahrungsmittelgruppen, die für die Bedürfnisse von Frauen geeignet sind.

Für die meisten Männer hingegen stellen Obst und Gemüse bestenfalls Ergänzungen ihrer Nahrung dar. Wenn sie zu Hauptakteuren auf dem Speisezettel ernannt werden, dann ist dies für viele Männer nicht nur mit herbem Verzicht verbunden. Es stellt zugleich eine Art Entmännlichung dar.

Nicht umsonst schimpfen Männer häufig über Karnickelfutter, wenn es um Salat geht. Diese Bezeichnung hört man nur selten von Frauen.

Wenn man Männer zum Abnehmen motivieren will, bietet man ihnen besser ein gutes Stück Fleisch an. Dabei kann man dann durchaus darauf achten, dass es ein eher fettarmes Fleisch ist, also beispielsweise besser ein Geflügelfilet als ein Lammkotelett.

Der Vorteil von Fleisch und Fisch ist auch, dass sie nachhaltig sättigen. So fällt es leichter, Kohlenhydrate oder Fett einzusparen.

Etwas Salat und Gemüse kann man der Fleischmahlzeit nebenbei als Ergänzung beigeben. Am besten ohne zu viel über die gesunde Wirkung von Gemüse und Salat zu sprechen.

Obwohl sich die meisten Männer nicht so gerne für Gemüse begeistern lassen, nehmen sie leichter ab als Frauen.

Die größere Muskelmasse der Männer hilft ihnen beim Abnehmen und auch die hormonelle Situation.

Fazit

Wenn man sich mit den beschrieben und anderen Abnehm-Irrtümern beschäftigt, kann man zu dem Schluss kommen, dass einer großer Teil der Expertenmeinungen nicht oder nur halb stimmt.

Das mag einerseits daran liegen, dass viele Experten eine bestimmte Ideologie verfolgen. Sie interpretieren die physiologischen Vorgänge im menschlichen Körper so, dass ihre Ideologie davon unterstützt wird.

Andererseits liegt die Vielzahlung der falschen oder verwirrenden Informationen auch daran, dass die Wissenschaft ständig neue Erkenntnisse über den menschlichen Körper gewinnt. Selbst diese neuen Erkenntnisse sind oft widersprüchlich. Außerdem weiß man oft nicht, welcher Studie man trauen kann und welcher nicht. Sogar Informationen, die heute noch unumstößlich scheinen, können morgen durch neue Studien überholt sein.

Angesichts dieser Widersprüche und Fehlinformationen muss man sich auf seinen gesunden Menschenverstand besinnen.

Wenn Sie gar nicht mehr wissen, was richtig ist, vertrauen Sie Ihrem eigenen Bauchgefühl.

Gesellschaft und Übergewicht

Der Kampf gegen Übergewicht wird heutzutage mit einem so missionarischen Eifer geführt, dass man sich nur wundern kann. In angelsächsischen Ländern wird sogar vom "war on fat" gesprochen.

Das Übergewicht soll für etwa ein Drittel der Gesundheitskosten verantwortlich sein, behauptet die deutsche Regierung, und die Gesellschaft somit vernichtend schädigen. Dabei haben mehrere Studien bewiesen, dass leicht und moderat Übergewichtige genauso lang oder länger leben als Normalgewichtige und auch nicht öfter krank sind (siehe Seite 10).

Auch die korrekte, gesunde Ernährung wird dogmatisch zur einzig akzeptablen Lebensführung erklärt, wobei sich unterschiedliche Ernährungsmodelle durchaus in zentralen Punkten widersprechen können. Offiziell ist nur eine fettarme Ernährung mit viel Vollkorn, Gemüse und Obst gesund. Eine kohlenhydratarme Ernährung ist zur Zeit jedoch die beliebtere Heilslehre. Andere propagieren jede Menge Fleisch, was von wieder anderen verboten wird. Einige erlauben Nahrung nur roh, andere ausschließlich gekocht.

Einig sind sich die verschiedenen Ernährungslehren nur darin, dass man tunlichst auf viel verzichten sollte. Vor allem Süßigkeiten seien zu meiden und Genussmittel aller Art.

Woher kommt dieser vehemente Eifer, wenn es um Übergewicht und Ernährung geht? Welche Folgen hat er für Übergewichtige und wie wirkt sich der "war on fat" auf das Übergewicht aus?

Übergewicht und die Todsünden

Um der Quelle der religiös anmutenden Ablehnung des Übergewichtes auf die Spur zu kommen, braucht man sich nur einmal die sieben Todsünden anzuschauen.

Die Todsünden, auch als Hauptsünden oder Hauptlaster bezeichnet, wurden von der klassischen Theologie zusammengestellt. Sie stammen aus dem 4. Jahrhundert und wurden im Laufe der folgenden Jahrhunderte weiterentwickelt.

Mindestens zwei der Todsünden kann man der landläufigen Vorstellung der Übergewichtsursachen zuordnen:

- Gula ist die Völlerei
- Acedia ist die Trägheit

Auch die Genusssucht (Luxuria) passt noch zum Übergewicht.

Damals, als die Todsünden erfunden wurden, hatten diese drei Sünden durchaus eine wichtige gesellschaftliche Bedeutung.

Nahrungsmittel waren damals meistens knapp. Wer zu viel aß, nahm anderen die Nahrung weg. In den Industrieländern ist das inzwischen ganz anders. Zu dicke Butter auf dem Brot unterstützt eher die Milchbauern, als dass sie jemand anders fehlt. Selbst hungernden Menschen in Afrika würde übrig gebliebene Nahrung nicht zugute kommen, denn der Transport zu den Hungernden ist teurer als die Produktion und würde auch die Bauern vor Ort schädigen.

Auch die Trägheit als Sünde hatte früher eine ernsthafte Begründung. Denn um die Menschen mit Nahrung und anderen lebenswichtigen Dingen zu versorgen, mussten alle fleißig mitarbeiten. Wer träge auf der faulen Haut lag, schadete den anderen Menschen. Doch heutzutage wird die schwere Arbeit meistens von Maschinen erledigt. Viele Menschen sind arbeitslos, andere haben viel Freizeit. Bewegung findet heute oft ohne praktischen Nutzen statt, in Fitnessstudios, beim Radwandern oder auf dem Fußballplatz. Bewegung dient hier nur noch dem Vergnügen und der Gesundheit.

Typisch für Religion und Ideologien ist jedoch, dass sie häufig an Konzepten festhalten, selbst wenn der ursprüngliche Grund dafür wegfällt. Die Konzepte entwickeln dann ihr Eigenleben.

Völlerei, Trägheit und Genusssucht gelten also als Sünde. Daher gilt auch Übergewicht als sündhaft, denn angeblich wird Übergewicht ja durch die Todsünden verursacht.

Von diesem sündhaften Übergewicht kann man sich nur reinwaschen, in dem man qualvolle Strafen auf sich nimmt, sei es eine strenge Diät mit viel Verzicht und Hunger oder sei es Sport, zu dem man sich quälen muss. Quälerei und Hunger gehört dazu, wenn man frei von der Sünde des Übergewichtes werden will.

So wie es da oben steht, klingen die Bestrafungsmaßnahmen gegen das Übergewicht absurd. Aber wenn man sich Artikel und Bücher zum Thema Übergewicht durchliest, wird man feststellen, dass Verzicht, Hunger und Quälerei zum Repertoire der meisten Diäten und Schlankheitstipps gehören.

Wer trotzdem übergewichtig bleibt, lebt eben nach wie vor im Zustand der Sünde und hat sich nicht genug kasteit.

Gesunde Ernährung als Religionsersatz

Die Geißelung des Übergewichtes als sündhaft hört man heutzutage aber mitnichten hauptsächlich von der Kanzel bei der Sonntagpredigt. Ernährungsexperten, Ärzte und schlanke Mitmenschen haben längst die Aufgabe des strengen Predigers übernommen.

Selbst in Umgebungen, die vom Atheismus geprägt sind, herrscht das Sünden-Konzept in Hinblick auf Ernährung und Übergewicht.

Ernährungs- und Übergewichts-Moral ist vielerorts zum Religionsersatz geworden. Askese wird von der Ursprungsreligion getrennt zum eigenständigen Wert und paart sich mit dem Schlankheits-Kult.

Damit das Bild von der sündhaften Entstehung des Übergewichtes auch weiterhin passt, bestehen nicht nur Gesundheitsexperten trotz gegenteiliger Forschungsergebnisse darauf, dass Übergewicht ausschließlich durch zu viel und zu ungesundes Essen und zu wenig Bewegung verursacht wird. Der größte Teil der Bevölkerung hat sich davon überzeugen lassen und glaubt, dass man die Entstehung von Übergewicht vollständig durch Ernährung und Bewegung steuern kann.

Wer heutzutage zu den moralisch einwandfreien Menschen gehören will, kauft bevorzugt Bioware und isst täglich seine fünf Portionen Obst und Gemüse. Weißbrot ist streng verboten, stattdessen gibt es alle Getreideprodukte nur in der Vollkornversion.

Selbstverständlich werden nach Kräften auch die Kinder zu moralisch korrekten Essern erzogen. Ob die ständigen Gemüsemahlzeiten den Kindern gut schmecken und gut bekommen, ist dabei sekundär. Hauptsache das Gewissen ist beruhigt.

Viele Menschen mit Übergewicht oder einer Vorliebe für Süßes, Fettiges oder Salziges leben daher ständig mit einem schlechten Gewissen. Sie fühlen sich immerfort schuldig und trauen sich kaum noch zu essen oder zu genießen. Sie stehen dadurch unter enormem Stress.

Die Folge davon ist, dass sie immer dicker werden, denn Stress macht dick, vor allem Menschen, die zu Übergewicht neigen.

Diskriminierung und Mobbing

Für Übergewichtige ist das Leben heutzutage alles andere als einfach, was aber nicht daran liegt, dass Übergewicht so ungesund ist.

Viel mehr ist es die Gesellschaft mitsamt Politikern, Ärzten und Ernährungsfachleuten, die Übergewichtige zur Ächtung freigibt.

In fast allen anderen Gebieten gibt es strenge Regeln und teilweise sogar Gesetze, die eine Diskriminierung verhindern sollen. Man darf heutzutage nicht einmal mehr "Eskimo" sagen, ohne schief angesehen zu werden.

Aber Übergewichtige dürfen ungehindert diskriminiert werden. Einige Politiker und Pädagogen fordern sogar eine Ächtung Übergewichtiger, damit sie unter so starken sozialen Druck geraten, dass sie schlanker werden. Die Diskriminierung Übergewichtiger geht so weit, dass übergewichtige Menschen in vielen Bundesländern nicht mehr verbeamtet werden.

Durch sozialen Druck und Diskriminierung wird aber kaum ein Übergewichtiger schlanker. Das Gegenteil ist meistens der Fall.

Viele Naturschlanke verlieren bei sozialem Stress zwar ihren Appetit und werden immer dünner. Die meisten Übergewichtigen scheinen aber anders auf Stress zu reagieren. Das Stresshormon Cortisol bewirkt bei Dauerstress eine verstärkte Fettzunahme vor allem am Bauch.

Außerdem haben Übergewichtige bei Dauerstress häufig den unwiderstehlichen Drang, sich durch kalorienreiche Nahrung zu trösten. Süße Nahrung bewirkt schließlich die Ausschüttung von tröstenden Endorphinen und fette Nahrung polstert auch die Psyche.

Die Ächtung von Übergewichtigen führt also eher dazu, dass Menschen mit einer Veranlagung zum Übergewicht immer dicker werden, statt dass Übergewicht erfolgreich bekämpft wird.

Wenn Sie selbst Opfer von Mobbing und Diskriminierung wegen Ihres Übergewichtes werden, dann brauchen Sie sich dem nicht aussetzen, denn die Mobber tun Ihnen Unrecht.

Ein aktiver Kampf gegen das Mobbing ist jedoch nur für Kämpfernaturen empfehlenswert. Für andere kann es die beste Lösung sein, sich der Mobbing-Situation zu entziehen, beispielsweise durch Job-Kündigung.

In Selbsthilfe-Gruppen für die Akzeptanz übergewichtiger Menschen, die in Deutschland aber leider noch selten sind, kann man möglicherweise Hilfe finden, um sich gegen Mobbing zu schützen.

Im Kampf gegen das Übergewichts-Mobbing kann es auch hilfreich sein, wenn man weiß, dass es ungerechtfertigt ist.

Wegen Übergewicht braucht man sich nicht schämen, es stellt auch keine Belastung für die Gesellschaft dar. Man ist kein schlechter Mensch, nur weil man übergewichtig ist.

Abnehmen oder nicht Abnehmen?

Wenn man zum ersten Mal erfährt, dass leichtes Übergewicht gar nicht zwangsläufig ungesund sein muss, stellt sich für viele Betroffene die Frage: "Will ich überhaupt abnehmen oder will ich nicht abnehmen?"

Diese Frage kann sich jeder nur selbst beantworten, nach reiflicher Überlegung.

Sowohl für das Abnehmen als auch gegen das Abnehmen sprechen einige Argumente.

Argumente für das Abnehmen

Für das Abnehmen gibt es zahlreiche Argumente, die aber nicht in jedem Fall dafür ausschlaggebend sein sollten, tatsächlich abzunehmen.

Nachfolgend einige besonders verbreitete Argumente für das Abnehmen.

Jedes Übergewicht ist ungesund

Diese inzwischen als überholt geltende Vorstellung wird noch von vielen Ärzten, Journalisten und Laien geteilt. Dabei weiß man inzwischen eigentlich: Leichtes Übergewicht kann bei vielen Menschen das Leben verlängern (Siehe Seite 10).

Manche Krankheiten entstehen durch Übergewicht

Vor allem Herz-Kreislauf-Erkrankungen und Diabetes stehen im Verdacht, durch Übergewicht verursacht zu werden.

Es ist wohl tatsächlich so, dass diese und andere Erkrankungen häufig gleichzeitig mit Übergewicht auftreten. Ob Übergewicht jedoch die Ursache für diese Erkrankungen ist, bleibt weitgehend unklar.

Wenn man unter Herz-Kreislauf-Erkrankungen, Diabetes oder auch Arthrose leidet, ist es in fast allen Fällen hilfreich, sich regelmäßig zu bewegen und einen hohen Obst- und Gemüseanteil auf dem Speiseplan zu haben. Ob man durch die Bewegung und die frische Ernährung abnimmt, ist dann in den meisten Fällen sekundär.

Starkes Übergewicht ist ungesund

Anders als beim leichten Übergewicht zeigen auch die neuen Studien, dass starken Übergewicht, etwa ab einem BMI über 35, die Lebenserwartung verkürzt.

Übergewicht macht unbeweglich

Zwar verhindert leichtes und gemäßigtes Übergewicht Bewegung nicht, aber zahlreiche Bewegungsabläufe werden schwieriger.

Wenn das Übergewicht etwas stärker wird, fällt auch das Anziehen schwer und andere Alltagsbewegungen werden mühsam.

Ein dicker Bauch ist lästig

Wenn man einen dicken Bauch mit sich herumträgt, kann das ziemlich lästig sein.

Es fällt schwerer, die Schuhe zuzubinden und Socken anzuziehen.

Der dicke Bauch kann auch gegen die Rippen drücken und sogar das Herz zum Stolpern bringen (Roemheld-Syndrom).

Da das Gleichgewicht durch den Bauch nach vorne verschoben ist, wird der Rücken stärker belastet. Es kommt also leichter zu Rückenschmerzen.

Mode für Übergewichtige ist schwierig

Zwar gibt es spezielle Bekleidung für große Größen, doch diese ist oft teuer und schwierig zu bekommen im Vergleich zu Kleidung in normalen Größen. Auch die Auswahl ist bei großen Größen geringer.

Schlanksein gilt als schön

Viele Übergewichtige finden sich selbst nicht schön mit ihren Fettpolstern. Auch wenn das Übergewicht noch kein Gesundheitsproblem ist, kann für viele der Betroffenen der ästhetische Aspekt ein wichtiges Argument zum Abnehmen sein.

Partner finden und behalten durch Abnehmen

Oft ist es nicht der eigene Geschmack, der einen zum Abnehmen drängt, sondern der vermutete Geschmack eines vorhandenen oder potentiellen Partners.

Allerdings stellt sich die Frage, wie glücklich eine Partnerschaft sein kann, die vom mühsam errungenen Schlanksein abhängt. Abnehmen für jemand anderen ist immer eine problematische Angelegenheit.

Abnehmen, um Mobbing zu vermeiden

Ähnlich wie beim Abnehmen einem Partner zuliebe, verhält es sich mit dem Abnehmen, um Mobbing und Hänseleien zu verhindern.

In manchen Fällen kann es möglicherweise helfen, wenn man sein Übergewicht abbaut. Doch in anderen Fällen finden die Mobber dann andere Gründe, um weiter zu sticheln. Lange Nasen, Falten, graue Haare und schlecht sitzende Kleidung sind nur einige Beispiele für Äußerlichkeiten, die gerne genutzt werden, um jemand zu kränken.

Als Alternative zum Abnehmen zur Mobbing-Vermeidung bietet es sich eventuell an, die hetzenden Menschen zu meiden, oder zu lernen, sich gegen sie durchzusetzen.

Abnehmen, um Arbeit zu finden

Eine besonders frustrierende Variante der Diskriminierung wegen Übergewicht ist die erschwerte Arbeitssuche. Bei bestimmten Berufen, z.B. Verkäuferin in einer Boutique für junge Mode, mag man es ja noch einsehen, wenn der Job an schlanke, junge Frauen geht, aber bei zahlreichen anderen Jobs geht es in erster Linie um eine gute Qualifikation.

Dennoch haben deutlich Übergewichtige häufig erhebliche Probleme bei der Arbeitssuche.

Sogar der Staat macht Übergewichtigen die Arbeitssuche schwer, denn mancherorts wird man nicht mehr verbeamtet, wenn man einen zu hohen BMI aufweist.

Je nach Situation kann die Arbeitssuche also ein schwerwiegendes Argument für die Abnehmentscheidung sein.

Weitere Gründe für das Abnehmen

Für das Abnehmen lassen sich noch zahlreiche weitere Argumente finden. Manche dieser Argumente sind sinnvoll, andere unsinnig oder basieren auf falschen Annahmen.

Einige Argumente gelten nur für einzelne Betroffene, für diese können sie jedoch entscheidend sein. Es gibt beispielsweise Menschen, die möchten gerne abnehmen, um wieder ohne Knieprobleme joggen zu können. Für viele andere erscheint solch ein Grund eher verdreht, weil sie äußerstenfalls joggen würden, um abzunehmen.

Fragen Sie sich, welche Abnehm-Gründe für Sie persönlich gelten.

Argumente gegen das Abnehmen

Ebenso wie es Argumente für das Abnehmen gibt, gibt es auch Argumente dagegen.

Eigentlich ist man schon schlank genug

Manche Menschen denken sogar über das Abnehmen nach, selbst wenn sich ihr Gewicht im unteren Bereich des Normalgewichtes befindet. Das Schönheitsempfinden ist durch Models und Zeitschriften ziemlich aus dem Gleichgewicht geraten. Viele Menschen, vor allem Frauen, glauben, sie müssten Modell-Maße erreichen, um attraktiv zu sein.

Dabei ist eigentlich offensichtlich, dass die extreme Schlankheit der meisten Models für Menschen mit einem normalen Körperbau nicht auf gesunde Weise erreicht werden kann.

Man fühlt sich auch mit Übergewicht wohl

Wer sich mit seinem Übergewicht wohl fühlt, auch in gesundheitlicher Hinsicht, braucht eigentlich nicht abzunehmen, es sei denn, es gäbe schwerwiegende Gründe, die Abnehmen erfordern, z.B. Erhalt eines Arbeitsplatzes.

Abnehmen ist mit zu viel Verzicht verbunden

Für viele Menschen, die zu Übergewicht neigen, ist Abnehmen mit einem erheblichen Verzicht und Verlust an Lebensqualität verbunden. Um dauerhaft abzunehmen, müssen die Betroffenen auf viele Genüsse verzichten, die ihnen wertvoll sind.

Man kann zwar durchaus Geschmack an Salat und Gemüse finden, aber wer leidenschaftlich gerne beispielsweise fettes Fleisch oder Süßigkeiten isst, muss sich bei diesen Nahrungsmitteln dauerhaft mäßigen, was für manche ein zu hoher Preis ist. Andere sind bereit, diesen Preis zu zahlen, um erfolgreich abzunehmen.

Sport ist aus körperlichen Gründen nicht möglich

Im Allgemeinen gehört ein mehr oder weniger intensives Sportprogramm zum Abnehmen, denn mit starken Muskeln fällt das Abnehmen leichter. Doch für Bettlägerige oder Menschen mit anderen körperlichen Einschränkungen kann es mitunter schwierig bis unmöglich sein, regelmäßig Sport zu treiben.

Die Betroffenen können also fast nur durch Änderung Ihrer Ernährung abnehmen.

Wenn keine echten gesundheitlichen Gründe für ein niedrigeres Gewicht vorliegen, kann man sich also überlegen, ob ein leichtes Übergewicht nicht akzeptiert werden kann.

Zu den echten gesundheitlichen Gründen kann bei jemand, der pflegebedürftig ist, aber beispielsweise auch die Gesundheit des Pflegenden zählen, denn Umbetten und Transport ins Bad oder in den Rollstuhl sind für Pflegende schon bei Normalgewicht schwere Arbeit.

Übergewicht kann eine Schutzfunktion haben

Gerade weil Übergewicht häufig als unattraktiv betrachtet wird, kann es eine gewisse Schutzfunktion ausüben.

Zahlreiche Frauen mit Missbrauchserfahrungen in ihrer Kindheit neigen später zu Übergewicht, um sich unbewusst zu schützen. Auch wenn man als Frau, ganz gegenteilig, brav und treu am heimischen Herd bleiben will und die Verführungen des wilden Lebens der schlanken Jugend fürchtet, kann Übergewicht vor Eskapaden helfen.

Übergewicht kann auch manchmal vor Überforderung schützen, weil Übergewichtigen oft nicht viel zugetraut wird.

Diese Schutzfunktionen laufen meistens unbewusst ab, ohne dass die Betroffenen darüber Bescheid wissen und Einfluss darauf nehmen können.

Weitere Argumente gegen das Abnehmen

Ebenso wie für das Abnehmen lassen sich auch gegen das Abnehmen bestimmt noch zahlreiche Argumente finden.

Wer sich ernsthaft mit der Frage auseinandersetzen will, ob Abnehmen oder nicht Abnehmen für ihn die richtige Entscheidung ist, kann sich fragen, ob es für ihn persönlich noch weitere Argumente gibt, die gegen das Abnehmen sprechen.

Dass einzelne Argumente gegen das Abnehmen sprechen können, heißt noch lange nicht, dass man sich im Endeffekt gegen das Abnehmen entscheidet.

Aber wenn man weiß, was einen, bewusst oder unbewusst, am Abnehmen hindern könnte, kann man klarere Entscheidungen treffen und diese auch besser durchhalten.

Jeder kann abnehmen

Oft hört und liest man "jeder kann abnehmen".

Diese Aussage hat durchaus ihre Berechtigung, denn wenn man Fotos von Menschen in Hungerzeiten sieht, sind alle abgemagert bis auf die Knochen.

Wer selbst die Hungerzeit nach dem zweiten Weltkrieg erlebt hat, durch Erzählungen seiner Eltern und Großeltern davon gehört hat oder durch Schilderung von Lagerinsassen, weiß aber auch, dass die Hungererfahrung oft die schlimmste Erfahrung des Lebens war. Hunger auszuhalten kommt offenbar mancher Folter ziemlich nah. Die Sehnsucht nach Essen wird dann meistens so übermächtig, dass sie das ganze Denken beherrscht. In Ihrer Hungerqual haben Menschen oft Taten begangen, an die sie sich nicht gerne erinnern und die auch möglichst niemand wissen soll. Darunter ist der Verzehr der geliebten Hauskatze als "Dachhase" nur eine relativ harmlose Kleinigkeit, die in schlechten Zeiten aber sehr verbreitet war und heutzutage schockierend wirkt.

Von Übergewichtigen wird heutzutage erwartet, dass sie sich dieser Hungerqual angesichts überbordender Supermärkte und voller Kühlschränke aussetzen. Zur Qual durch den Hunger kommt noch der schmerzhaft verlockende Anblick der vielen Nahrungsmittel hinzu.

Kein vernünftig denkender Mensch würde heutzutage irgend jemanden gezielt und ohne Not einer Hungersnot-Situation aussetzen. Bei strengen Diäten passiert aber genau das.

Viele schlanke Menschen würden an dieser Stelle vermutlich einwenden, dass es doch schon ausreicht, sich etwas zu mäßigen und die extremen Kalorienexzesse zu meiden, dann würde man schon schlank werden. Diese Argumente gelten durchaus für Menschen mit Veranlagung zu einer schlanken Figur. Ein wenig Maßhalten reicht aus und der Körper bleibt schlank.

Viele übergewichtige Menschen nehmen von der gleichen Nahrungsmenge jedoch immer weiter zu. Die Gründe dafür können vielschichtig sein. Unter anderem spielt auch die Veranlagung eine wichtige Rolle

Man hat herausgefunden, dass Übergewichtige im Durchschnitt weniger Kalorien zu sich nehmen als Normalgewichtige.

Hinzu kommt, dass der Körper von vielen Übergewichtigen auf Nahrungseinschränkung mit einer Anpassung des Stoffwechsels reagiert.

Wenn die Betroffenen weniger essen, nehmen sie trotzdem nicht ab, weil sich der Stoffwechsel auf die veränderte Kalorienmenge anpasst.

Selbst wenn sie Sport treiben, nehmen viele Übergewichtige trotz verringerter Kalorienmenge nicht ab und wenn dann eher Muskelmasse als Fettmasse.

Wenn es dann doch mal gelingt, aufgrund von drastischem Verzicht, einige Kilos abzunehmen, kommen noch mehr Kilos meistens in kürzester Zeit wieder, weil der Körper für die nächste "Hungersnot" vorbeugen will.

Daher sind die betroffenen Übergewichtigen oft ganz verzweifelt und empfinden Aussagen wie "jeder kann abnehmen" als blanken Hohn.

Wenn man die Körpermechanismen kennt, die Abnehmen verhindern können, z.B. Stress, Schlafmangel, Hormonschwankungen und dergleichen, ist es eher möglich, trotz aller Schwierigkeiten allmählich abzunehmen.

Jedes abgenommene Kilo ist für die Betroffenen jedoch eine echte Leistung. Sie steht in keinem Verhältnis, zu dem bisschen Mühe, dass sich natürlich Schlanke geben müssen, um das eine oder andere Urlaubskilo wieder los zu werden.

Manche Menschen können beide Extreme innerhalb ihres Lebens sogar an sich selbst erleben. In jungen Jahren reicht es oft, ein wenig Sport zu treiben, um wieder rank und schlank zu werden. Jenseits der vierzig reicht dann nicht einmal mehr exzessiver Sport und Verzicht auf alle Nahrungssünden aus, um wieder so schlank wie früher zu werden.

Weil das Abnehmen für manche Menschen einen sehr hohen Preis erfordert, ist ein sorgfältiges Abwägen ob man abnehmen will oder nicht durchaus sinnvoll.

Je nach persönlicher Situation kann die Entscheidung sehr unterschiedlich ausfallen.

Warum sind Schlanke schlank?

Beim Anblick schlanker Menschen stellt sich oft die Frage, wie sie es schaffen, so schlank zu sein. Die Vermutungen reichen von "die sind von selbst so schlank" bis hin zu "die leben nur von Salatblättern".

In der Praxis zeigt sich, dass beide Vermutungen zutreffen. Es gibt zahlreiche Gründe, warum Schlanke schlank sind, fast genau so viele, wie es schlanke Menschen gibt.

Daher kann die nachfolgende Liste der Gründe für das Schlanksein auch nur unvollständig sein.

Schlanke sind schlank:

- weil sie schlank veranlagt sind.
- obwohl sie große Mengen essen.
- obwohl sie so viel essen, wie sie wollen.
- weil sie sich nicht besonders für Essen interessieren.
- weil sie keine Zeit oder zu viel Stress fürs Essen haben.
- weil sie kalorienreiche Nahrungsmittel nicht besonders mögen.
- weil sie sich von selbst in allen Dingen des Lebens mäßigen, so auch beim Essen.
- weil ein gewisses Maß an Kasteiung, sprich Verzicht, zu ihrem Lebensstil passt. Völlerei betrachten sie als Todsünde.
- weil sie aus moralischen, esoterischen oder gesundheitlichen Gründen einer Ernährungslehre anhängen, die nur wenig Kalorien bietet.
- weil sie ihrer Figur zuliebe auf besonders kalorienreiche Nahrungsmittel verzichten, beispielsweise Zucker, Weißmehl oder Fette aller Art.
- weil sie sich extrem kalorienarm ernähren.
- weil sie aus Leidenschaft oder Profession Leistungssportler sind.
- weil sie ihrer Figur zuliebe sehr viel Sport treiben.
- weil sie unter einer zehrenden Krankheit leiden.

Natürlich treffen nicht alle Gründe auf jeden Schlanken zu. Aber auf manche Schlanke können mehrere dieser Gründe zutreffen.

So können manche Menschen, die eher zum leichten Übergewicht neigen, durch starken Nahrungsverzicht und viel Sport trotzdem schlank sein. Andere Schlanke sind ganz von selbst schlank, ohne Sport und mit sehr viel kalorienreichem Essen.

Warum sind Dicke dick?

Auch beim Anblick von dicken Menschen fragt man sich oft, warum dieser Mensch dick ist.

Genau wie bei den Schlanken gibt es auch bei den Dicken die unterschiedlichsten Gründe für ihr Übergewicht. Die nachfolgende Liste ist naturgemäß unvollständig, weil es eine unüberschaubare Fülle von Gründen für Übergewicht gibt.

Dicke sind dick:

- weil sie dick veranlagt sind.
- obwohl sie nur sehr wenig essen.
- obwohl sie auf viele Dickmacher beim Essen verzichten.
- obwohl sie sich die meiste Zeit beim Essen streng kontrollieren.
- weil ihnen beim Essen hin und wieder die Kontrolle entgleitet.
- weil sie einige Dickmacher in ihrer Ernährung übersehen.
- weil sie trotz karger Ernährung viel kalorienreiche Getränke trinken.
- weil sie kohlenhydratsüchtig sind.
- weil sie bei Süßigkeiten schwach werden.
- weil sie fettreicher Nahrung nicht widerstehen können.
- weil sie zu große Portionen essen.
- weil sie ihren Teller immer leer essen.
- weil in gesellschaftlichen Runden zu üppig aufgetischt wird.
- weil sie nicht nein sagen können, wenn freundlich Nahrung angeboten wird.
- weil sie immerzu essen müssen, um sich nicht leer zu fühlen.
- weil Essen ihnen ein wichtiger Trost im harten Leben ist.
- weil sie zu viele Diäten gemacht haben.
- weil sie nicht wissen, wie sie sich figurfreundlich ernähren sollen.
- weil ihnen Maßhalten sehr schwer fällt.
- weil sie sich kaum bewegen.
- obwohl sie viel Sport treiben.
- weil sie eine Schilddrüsenunterfunktion haben.
- weil sie eine Östrogendominanz haben.
- weil sie zu viel Stress haben.
- weil sie wegen des Übergewichtes diskriminiert werden und daher unter zusätzlichem Stress leiden.
- weil sie eine Krankheit haben, die zu Übergewicht führt.

Natürlich treffen nicht alle Gründe auf jeden Übergewichtigen zu. Bei vielen Übergewichtigen kommen aber mehrere Gründe zusammen.

Viele Übergewichtige verhalten sich jedoch genau so wie viele Schlanke. Daher kann man nicht empfehlen, dass sich Dicke nur so verhalten müssten wie Naturschlanke. Es ist ein Irrtum zu glauben, dass das Gewicht allein am Verhalten liegt.

Dicke essen weniger als Schlanke

Normalerweise glaubt man, dass dicke Menschen mehr essen, bzw. mehr Kalorien zu sich nehmen, als schlanke Menschen.

Doch Studien, beispielsweise die erste Nationale Verzehrsstudie von 1987, haben gezeigt, dass Übergewichtige im Durchschnitt weniger Kalorien zu sich nehmen als Normalgewichtige. Übergewichtige essen auch mehr Obst und Gemüse als Normalgewichtige, aber weniger Süßigkeiten.

Zunächst kann man das kaum glauben. Erst wenn man sich bewusst macht, dass viele Übergewichtige durch zahlreiche Diäten einen herabgesetzten Stoffwechsel haben, wird verständlicher, warum Übergewichtige trotz weniger Kalorien übergewichtig sind.

Auch die isolierende Wirkung des Fettes trägt dazu bei, dass Übergewichtige weniger Kalorien verbrauchen als Schlanke. Durch die Fettschicht muss der Körper weniger Wärme erzeugen, um die Körpertemperatur zu halten.

Das Wissen, dass Übergewichtige im Durchschnitt weniger essen als Schlanke, kann jedoch dazu beitragen, dass Übergewichtigen weniger Verachtung entgegen gebracht wird.

Natürlich gibt es manche Übergewichtige, die maßlos viel essen, aber viele andere essen wenig und sind trotzdem dick. Es gibt also keinen Grund, Dicke pauschal für gierig und disziplinlos zu halten, was leider oft der Fall ist.

Abnehmen für Schlanke mit Fettpolstern

Auch bei Normalgewicht kann sich schon das eine oder andere Fettpolster bilden.

Vor allem in jungen Jahren scheint die Obergrenze des Normalgewichtes für Viele schon unglaublich dick.

Angesichts der überschlanken Models, die Laufstege und Zeitschriften bevölkern, verschiebt sich die Idealvorstellung über ein anstrebenswertes Gewicht noch erheblich in Richtung dünn oder gar mager.

Außerdem gibt es tatsächlich Bücher und Aussagen von vermeintlichen Fachleuten, die behaupten, selbst ein kleines Bäuchlein bei Normalgewichtigen sei schon ein gefährlicher Gesundheitskiller.

So wird mit der Angst der Menschen gespielt und sie werden in den noch viel gefährlicheren Teufelskreis von Diäten und Jojo-Effekt gelockt.

Wenn Sie normalgewichtig sind, brauchen Sie sich im Normalfell wegen irgendwelcher Fettpolster aus Gesundheitsgründen keinerlei Sorgen machen. Falls Sie dennoch voller Sorge um Ihre Gesundheit sind, können Sie beim Arzt einen Gesundheitscheck durchführen und Ihr Blut untersuchen lassen.

Abnehmen aus ästhetischen Gründen

Bei Normalgewicht geht es also vorwiegend um rein ästhetische Gründe.

Hier sollte man sich fragen, wer diese Gründe ins Feld führt.

Ist es wirklich der eigene Wunsch, noch schlanker zu sein? Oder wird der Wunsch durch Andere gefördert, sei es der Partner, Eltern, Freundinnen oder die Medien?

Wenn man selbst unbedingt seine Körperform optimieren will, ist es in den meisten Fällen das Sinnvollste mit gemäßigtem Sport für gute Muskeln und einen straffen Körper zu sorgen.

Eine Diät wäre hier eher fehl am Platz.

Mit einer strengen Kalorieneinschränkung würde man seinen Stoffwechsel verlangsamen und Muskelmasse abbauen. Beides sind Maßnahmen, die der Gesundheit und der Schönheit eher schaden als nützen.

Wenn man dennoch unbedingt seiner Figur zuliebe seine Ernährung verändern will, kann man die persönlichen Ernährungs-Sünden wie beispielsweise Süßigkeiten oder salzige Knabbereien etwas einschränken.

Fließende Grenzen zur Magersucht

Wenn man trotz Normalgewicht abnehmen will, sind die Grenzen in Richtung Magersucht häufig schnell überschritten.

Das betrifft vor allem jugendliche Mädchen und junge Frauen, aber auch ältere Frauen und Männer können von Magersucht betroffen sein.

Bei Magersucht ist die persönliche Wahrnehmung des eigenen Körpers oft gestört. Man empfindet sich als dick, selbst wenn man schon untergewichtig ist.

Wenn man als ausgewachsener Mensch einen BMI von 19 unterschreitet, sollte man nicht mehr gezielt abnehmen wollen.

Für Menschen mit pyknischer Veranlagung kann die Grenze zur Magersucht sogar schon früher beginnen. Mit einem kräftigen Knochenbau kann man die feingliedrigen Ideale der Modewelt oder auch des Balletts oder Eiskunstlaufes nie erreichen, auch wenn man noch so sehr hungert. Pyknische Menschen können zwar sehr knochig und mager werden, aber auch dann sind sie weder feingliedrig noch zierlich. Die Knochen stehen bei pyknischen Menschen oft schon hervor, wenn sie noch schwerer sind als leptosome Menschen mit ihrem persönlichen Normalgewicht.

Abnehmen für Mollige

Für Mollige gelten bei der Abnehmentscheidung etwas andere Gegebenheiten als für Normalgewichtige.

Aus gesundheitlichen Gründen müssten die meisten Molligen zwar ebenso wenig abnehmen wie Schlanke, aber das wissen oft weder Ärzte noch Lehrer der Kinder, Mütter, Ehefrauen, Ehemänner, Freundinnen und viele andere Menschen. Daher müssen sich viele Mollige ständig anhören, dass sie ihrer Gesundheit zuliebe besser abnehmen sollen. Diese ständigen Ermahnungen können auf Dauer eine massive Belastung bedeuten.

Wenn man kämpferisch veranlagt ist, kann man sich dafür entscheiden, all diesen Mahnern durch Aufklärung entgegen zu treten oder sie einfach zu ignorieren. Das halten aber nicht alle Molligen durch.

Auch die Schlankheit als Schönheitsideal kann auf viele Mollige einen erheblichen Druck ausüben.

Auf der anderen Seite haben viele Mollige schon einen jahrelangen vergeblichen Kampf gegen das Übergewicht hinter sich und sind es müde, immer wieder neue Abnehmversuche zu starten.

Wer sich dem Schlankheitsdiktat widersetzen will, und dafür Unterstützung sucht, kann sich einer Gruppe zur Akzeptanz Übergewichtiger anschließen, wenn sich vor Ort oder im Internet eine solche Gruppe finden lässt.

Man kann sich der gesellschaftlich schwierigen Situation auch alleine stellen. Wenn man Glück hat, gewinnt man an innerer Stärke dadurch, dass man zu sich und seinem Übergewicht steht.

Als Alternative dazu kann man sich für das Abnehmen entscheiden. Dann ist es hilfreich, wenn man sich, beispielsweise durch dieses Buch, darüber informiert, was das Abnehmen bisher verhindert hat. Dann kann man einen Plan schmieden, wie man trotz aller Widrigkeiten allmählich abnehmen kann.

Abnehmen für stark Übergewichtige

Wer stark übergewichtig ist (BMI über 35) hat nicht nur aus ästhetischer Sicht, sondern auch wegen seiner Gesundheit guten Grund abzunehmen.

Viele stark Übergewichtige sind zwar trotz ihres hohen Gewichtes gesund, aber sie haben ein erhöhtes Risiko an einer ganzen Reihe von Krankheiten zu erkranken.

Hier nur einige Beispiele:

- Bluthochdruck
- Herzinfarkt
- Herzschwäche
- Diabetes
- Fettleber
- Arthrose
- Ödeme

Die gesundheitliche Bedrohung durch das starke Übergewicht kann erheblich verringert werden, wenn die Betroffenen regelmäßig Sport treiben.

Für stark Übergewichtige ist Sport jedoch gar nicht so einfach. Beispielsweise Joggen geht nicht, weil die Knie sonst zu stark belastet würden.

Geeignete Sportarten für stark Übergewichtige sind beispielsweise:

- Schwimmen
- Aquajogging
- Walken
- Radfahren

Neben der sportlichen Betätigung zur Förderung der Gesundheit kann deutliches Abnehmen ein sinnvolles Unterfangen sein.

Zumal die Lebensqualität durch starkes Übergewicht spürbar eingeschränkt ist, denn die Beweglichkeit lässt nach, Kleidung ist teuer und schwer erhältlich und häufig wird man diskriminiert oder gar gemobbt.

Wenn man stark übergewichtig ist, sollte man nicht auf eigene Faust abnehmen, sondern begleitet durch einen Arzt.

Wichtig ist auch, dass man nicht zu schnell abnimmt, denn schnelles Abnehmen ist eine starke Belastung für den Körper.

Außerdem hinterlässt es meistens sehr viel Haut, die wie leere Tüten um den schlanker gewordenen Körper schlackert. Wenn man langsam abnimmt und dabei Sport treibt, hat die Haut genügend Zeit, um mit zu schrumpfen.

Krankheiten als Ursache für starkes Übergewicht

Manche Menschen sind aufgrund einer Krankheit stark übergewichtig, beispielsweise wegen einer Schilddrüsenunterfunktion.

Leichte Schilddrüsenunterfunktionen sind sogar relativ häufig und entsprechend oft sind sie für Übergewicht verantwortlich (Siehe Seite 83).

In seltenen Fällen kommt es auch zu genetischen Defekten, die Übergewicht verursachen. Diese genetischen Effekte führen oft zu extrem starkem Übergewicht.

Wenn man unter einer Krankheit leidet, die Übergewicht verursacht, kann man häufig trotz Sport und ausgeprägter Ernährungsumstellung nicht abnehmen.

In diesen Fällen sollte man sich vom Arzt zunächst auf die häufigen Krankheiten untersuchen lassen und, wenn da nichts gefunden wird, eventuell auch auf die seltenen Gen-Defekte.

Eine Schilddrüsenunterfunktion kann man vom Spezialisten sorgfältig behandeln lassen. Häufig gelingt es dann leichter abzunehmen.

Bei einem ausgeprägten Gendefekt ist eine schlanke Figur oft unerreichbar. Wenn die Betroffenen nicht weiter zunehmen und durch Bewegung ihre Gesundheit unterstützen, ist in diesen Fällen schon viel gewonnen.

Mehr Informationen über Abnehmhindernisse finden Sie ab Seite 88.

Gewicht halten

Manche Leser dieser Seiten kommen möglicherweise zu dem Schluss, dass sie nicht abnehmen wollen, und dass es reicht, wenn sie ihr Gewicht halten.

Doch auch das Halten des Gewichtes kann schon mit Mühen verbunden sein.

Für die meisten Übergewichtigen bedeutet Gewicht-Halten nicht, dass sie essen können wie sie wollen und den ganzen Tag gemütlich auf dem Sofa sitzen. Viele würden bei solch einer Lebensweise schnell zunehmen.

Also kann auch schon das Halten des Gewichtes eine echte Leistung sein.

Dies ist auch für diejenigen ein wichtiger Aspekt, die trotz Ernährungsumstellung und viel Sport nicht abnehmen.

Wenn sie es schaffen, ihr Gewicht zu halten, ist das schon eine großartige Leistung.

Zwar ist der Frust verständlich, wenn die Waage trotz Bemühungen Stillstand zeigt, aber es besteht kein Grund, sich als Versager zu fühlen. Wenn man trotzdem abnehmen will, kann man versuchen die vielen Stellschrauben, die das Gewicht regeln, noch besser einzustellen. Vom Gewicht-Halten zum Langsam-Abnehmen ist es meistens nur ein relativ kleiner Schritt.

Viele Schlanke sind übrigens sehr stolz darauf, dass sie ihr Gewicht dauerhaft halten. Was Schlanke stolz macht, kann je eigentlich auch für Übergewichtige ein Grund zur Zufriedenheit sein.

Ist Abnehmen ganz einfach?

In vielen Büchern und anderen Schlankheitspublikationen liest man immer wieder: Abnehmen ist ganz einfach.

Diese Aussage macht Hoffnung und fördert die Verkaufszahlen, denn jeder Abnehmwillige möchte hinter das Geheimnis des einfachen Abnehmens kommen.

Doch leider ist Abnehmen nur für manche Menschen einfach. Diese Menschen brauchen nur ein wenig Sport treiben oder einige Ernährungssünden etwas verringern und schon schmelzen die Kilos dahin. Bei diesen Menschen handelt es sich meistens um junge, natürlich schlanke oder ausgeprägt athletische Menschen.

Schön für die Betroffenen, wenn ihnen das Abnehmen so leicht fällt.

Doch leider sind es oft diese natürlich Schlanken, die pyknisch veranlagten Übergewichtigen klar machen wollen, wie einfach das Abnehmen doch ist.

Dadurch entsteht dann die unschöne Vorstellung, dass alle, die übergewichtig bleiben, unbeherrschte, faule Sofasitzer sind. Damit verbunden ist dann die verbreitete Ablehnung von Übergewichtigen, denen das Abnehmen nicht in Windeseile gelingt.

Hinzu kommen zahllose Publikationen, die vorgaukeln, wie einfach das Abnehmen doch sei, was letztlich meistens zu tief frustrierten Übergewichtigen führt.

In diesem Buch geht es nicht darum, unrealistische Hoffnungen zu schüren, die letztlich Misserfolg und Frust bewirken. Es geht vielmehr darum, das Abnehmvorhaben richtig einschätzen zu lernen. Wer einen Berg besteigen will, sollte sich auch auf die reale Höhe einstellen können, damit er sein Ziel erreichen kann.

Daher: freuen Sie sich, wenn Ihnen das Abnehmen leicht fällt. Glauben Sie aber nicht, dass es allen so geht.

Und: grämen Sie sich nicht, wenn Ihnen das Abnehmen schwer fällt, Sie sind in guter Gesellschaft. Setzen Sie sich realistische Ziele und nehmen Sie sich viel Zeit für das Abnehmen.

Übrigens erleben zahlreiche Menschen den Wandel vom einfachen zum schwierigen Abnehmen an sich selbst im Laufe ihres Lebens. Als junge Erwachsene reichen Kleinigkeiten, um das Optimalgewicht zu erreichen oder zu halten. Jenseits der 40 scheint das Normalgewicht dann oft unerreichbar, trotz erheblicher Anstrengungen. Das liegt unter anderem daran, dass der Körper mit zunehmendem Alter immer weniger Nahrung braucht.

Das Gehirn steuert das Gewicht

In mehrfacher Hinsicht steuert das Gehirn das Gewicht und die Nahrungsaufnahme.

So wie das Gehirn also für das Zunehmen sorgt, steuert es auch das Abnehmen.

Man muss also tatsächlich mit dem Kopf beginnen, wenn man abnehmen will. Es ist nicht nur eine Redensart und bezieht sich auch nicht nur auf Wissen und Motivation.

Der Hypothalamus als Steuerzentrale

Der Hypothalamus ist eine Region im Gehirn, die sowohl als Steuerzentrale dient als auch als Hormondrüse.

Vom Hypothalamus werden zahlreiche wichtige Funktionen des vegetativen Nervensystems gesteuert. Außer dem Appetit und dem Durst regelt der Hypothalamus auch die Körpertemperatur, die Stoffwechselaktivität, den Schlaf und das Fortpflanzungsverhalten.

Damit diese vielfältige Steuerung funktioniert, sorgt der Hypothalamus für die Ausschüttung von Hormonen, die ihrerseits die Produktion anderer Hormone fördern. Der Hypothalamus arbeitet eng mit der Hypophyse zusammen, der kleinen Hirnanhangdrüse, die zahlreiche steuernde Hormone produziert. Ihre Hormonproduktion wird durch den Hypothalamus geregelt.

So fördert der Hypothalamus beispielsweise die Freisetzung von Thyreoliberin, das über weitere Stufen die Produktion von Schilddrüsen-Hormonen anregt.

Auch die Steuerung der Sättigung und des Hungers findet im Hypothalamus statt. Diese Steuerung ist äußerst komplex. Mehrere Hormone und Signale aus dem Körper sind daran beteiligt.

Es hängt also mit der Arbeit des Hypothalamus zusammen, ob der Appetit dem echten Nahrungsbedarf angemessen ist oder ob man zu viel oder zu wenig Appetit hat. Das Gleiche gilt für ausgeprägte Hungergefühle oder die Wahrnehmung der Sättigung.

Der Hypothalamus seinerseits wird durch Vorgänge im Körper gesteuert, aber auch durch Emotionen und das Unterbewusste. Auf indirekte Weise können auch Gedanken den Hypothalamus beeinflussen, sofern sich die Gedanken auf die Gefühle oder das Unterbewusste auswirken.

Das zeigt, wie wichtig es ist, dass sowohl das Bewusstsein als auch das Unterbewusste beim Abnehmvorhaben an einem Strang ziehen.

Das hungrige Gehirn

Das Gehirn verbraucht etwa 30% der Nahrungsenergie für sich selbst.

Da das Gehirn keine eigenen Nahrungsspeicher hat, ist es ständig hungrig. Besonders hungrig ist das Gehirn natürlich, wenn man aktive Kopfarbeit leistet.

Seinen Hunger kann das Gehirn ausschließlich mit Glukose stillen, dem schnell verwertbaren Traubenzucker.

Traubenzucker ist nämlich der einzige Nährstoff, der vom Blut ins Gehirn übertreten kann durch die sogenannte Blut-Hirn-Schranke. Daher ist es auch so wichtig, dass der Blutzuckerspiegel immer eine gewisse Mindesthöhe hat.

Obwohl der Körper die Glukose aus allen Nährstoffen herstellen kann, unter anderem auch aus dem Körperfett, ist es für ihn am einfachsten, wenn die Glukose in möglichst reiner Form zugeführt wird.

So lässt sich auch erklären, warum viele Menschen so wild auf Süßigkeiten sind. Der Süßigkeiten-Hunger tritt oft verstärkt bei intensiver Kopfarbeit auf.

Die Bereitschaft des Körpers, sich die benötigte Glukose aus den vorhandenen Nährstoffen umzubauen, scheint von Mensch zu Mensch verschieden ausgeprägt zu sein.

Manche Menschen verspüren bei geistiger Arbeit kaum Heißhunger nach Süßigkeiten oder anderen Kohlenhydraten.

Bei anderen ist der Süßhunger vor allem beim Denken so stark, dass sie sich ihm kaum bewusst widersetzen können.

Der Abbau der körpereigenen Fettreserven zur Ernährung des hungrigen Gehirns scheint bei diesen Menschen wie blockiert zu sein. Möglicherweise spielt hier das Insulin eine wichtige Rolle, denn ein erhöhter Insulin-Spiegel bremst die Fettverbrennung für drei bis sechs Stunden um etwa 30%.

Das würde bedeuten, dass eine kohlenhydratreiche Mahlzeit vor der Denkarbeit dazu führt, dass man anschließend noch mehr Kohlenhydrate braucht, weil das ausgeschüttete Insulin die Fettverbrennung zu sehr drosselt.

In diesen Fällen könnte es übergewichtigen Denkern also helfen, wenn sie vor der Denkarbeit keine reichlichen Kohlenhydrate zu sich nehmen, damit sich der Körper besser beim Körperfett bedienen kann. Die Denkarbeit wird dann von den Fettpolstern ernährt, anstatt von eilig durch Heißhunger nachgeschobenen Kohlenhydraten.

In der Praxis hat es sich auch bewährt, wenn man bei intensiven Denkprozessen viel Wasser trinkt. Eine mögliche Erklärung dafür wäre, dass der Blutzucker dann leichter ins Gehirn überwechseln kann und besser zu den hungrigen Zellen des Gehirns gelangt. Doch das ist bislang nur eine These aus der Praxis, die nicht weiter erforscht wurde.

Endorphin-Ausschüttung als Dank für Gehirn-Nahrung

Weil das Gehirn auf Glukose als Nahrung angewiesen ist, sorgt es mit verschiedenen Tricks dafür, dass es eine Nährstoffe bekommt.

Einer der Tricks des Gehirns ist es, sich für die Glukose mit Endorphinen zu bedanken. Ein Großteil der Endorphine wird von der Hypophyse produziert, der Hirnanhangdrüse in der Nähe des Hypothalamus.

Endorphine werden auch als Glückshormone bezeichnet, weil sie Wohlbefinden auslösen. Sie können auch Schmerzen stillen.

Süßigkeiten wirken also tatsächlich beglückend, denn wenn man sie isst, wird man durch Endorphine belohnt. Da fällt es natürlich schwer zu widerstehen.

Die Endorphin-Produktion wird aber nicht nur durch Süßigkeiten angekurbelt, sondern auch durch intensiven Sport oder erfreuliche Erlebnisse wie beispielsweise Küssen.

Mit Hormonen zum Fettpolster

Hormone wirken in vielfältiger Weise auf das Körpergewicht und den Appetit ein.

Da das Zusammenspiel der Hormone sehr komplex ist, weiß man noch lange nicht alles über ihre Wirkungen. Aber was man weiß, ist schon sehr interessant, wenn man abnehmen will.

Die verschiedenen Hormone werden von unterschiedlichen Hormondrüsen produziert. Diese Hormondrüsen befinden sich an ganz unterschiedlichen Stellen des Körpers, beispielsweise im Hals (Schilddrüse), im Bauch an der Bauchspeicheldrüse (Inselzellen) oder auf der Niere

(Nebennieren). Das Zusammenspiel der Hormone wird jedoch von Hormondrüsen im Kopf gesteuert, beispielsweise von der schon erwähnten Hypophyse (Hirnanhangdrüse) und von der Zirbeldrüse.

Über die Hormone und ihre Wirkungen auf das Körpergewicht könnte man dicke Bücher schreiben. Nachfolgend daher nur ein kurzer Überblick über die wichtigsten gewichtsrelevanten Hormone.

Insulin

Das Hormon Insulin muss in den letzten Jahren in vielen Publikationen als böses Dickmacher-Hormon herhalten.

Dabei ist das Insulin ein lebenswichtiges Hormon, das benötigt wird, um nach einer reichlichen Mahlzeit den Blutzucker-Spiegel herunter zu regeln.

Damit der Zucker im Blut geringer wird, sorgt das Insulin dafür, dass er in die Leber, die Muskelzellen und auch in die Fettzellen wandern kann. In Leber und Muskeln wird der Zucker in Glykogen umgewandelt und steht dann als Kurzzeitvorrat zur Verfügung. In den Fettzellen wird der Zucker als längerfristiger Vorrat gespeichert.

Bei einem erhöhten Insulinspiegel, also nach einer Mahlzeit, findet die Fettverbrennung für drei bis sechs Stunden um etwa 30% verringert statt. Insulin blockiert die Fettverbrennung jedoch keineswegs vollständig.

Bei einer Insulinresistenz, die bei entsprechender Veranlagung zusammen mit Übergewicht auftreten kann, reagieren die Zellen nicht mehr so gut auf das Insulin. Es wird also mehr Insulin benötigt, um den Blutzucker zu senken. Eine Insulinresistenz kann man an einem erhöhten Insulinspiegel im nüchternen Zustand erkennen. Viel körperliche Bewegung hilft dem Insulin bei seiner Arbeit und kann daher auch gegen Insulinresistenz helfen.

Diabetes vom Typ 2 (Altersdiabetes) ist sozusagen die verschärfte Variante der Insulinresistenz. Das produzierte Insulin reicht nicht mehr aus, um den Blutzuckerspiegel ausreichend zu senken. Auch hier hilft viel Bewegung.

Glukagon

Glukagon ist der Gegenspieler des Insulin. Es dient dazu, den Blutzuckerspiegel anzuheben, wenn er zu niedrig geworden ist.

Die Glykogenspeicher werden vom Glukagon abgebaut und in Glukose umgewandelt.

Außerdem wandelt Glukagon Nahrungseiweiß zu Glukose um. Auch die Fettpolster des Körpers werden bei Bedarf angezapft. Dadurch erhöht sich der Spiegel der Blutfettwerte, was jedoch nicht immer ein erwünschter Zustand ist.

Von manchen Autoren wird Glukagon als Schlankmacher-Hormon gefeiert. In gewisser Weise trifft das natürlich zu, aber das bedeutet nicht, dass man Glukagon außerhalb seiner natürlichen Wirkungsweise einsetzen sollte. Aus dem Nutzen, den es im Wechselspiel mit dem Insulin hat, könnte ein Schaden werden, weil es den Blutzuckerspiegel anhebt, Proteine abbaut und die Blutfettwerte erhöht.

Leptin

Das Hormon Leptin wird als Sättigungshormon bezeichnet, weil es das Auftreten von Hungergefühlen verhindert.

Leptin wird unter anderem vom Fettgewebe und im Hypothalamus ausgeschüttet. Eigentlich müsste es also dafür sorgen, dass Menschen mit vielen Fettpolstern nicht so leicht hungrig werden. Doch leider funktioniert es nicht wie gewünscht.

Übergewichtige Menschen haben zwar häufig einen erhöhten Leptinspiegel, aber ihr Körper reagiert nicht ausreichend auf das Leptin. Die Betroffenen haben eine Leptinresistenz. Das bedeutet, dass sie trotz hohem Leptinspiegel hungrig sind.

Die Leptinresistenz ist auch dafür verantwortlich, dass Leptin nicht als Appetitzügler funktioniert.

Ghrelin

Ghrelin ist als Hungerhormon bekannt. Es wird unter anderem von der Magenschleimhaut hergestellt und regt den Appetit an.

Eine Vorstufe des Ghrelins wird auch von Hypothalamus und Hypophyse hergestellt, was wieder einmal deutlich macht, dass ein Großteil der Vorgänge rund um das Abnehmen im Kopf beginnen.

Ghrelin spielt eine wichtige Rolle bei der Entstehung des Hungers.

Nicht nur fehlende Nahrung, sondern auch Schlafmangel bewirkt eine verstärkte Ausschüttung von Ghrelin. Dadurch kann Schlafmangel hungrig machen und Übergewicht fördern.

Bei Menschen mit dem seltenen Gendefekt Prader-Willi-Syndrom wird erheblich mehr Ghrelin ausgeschüttet als bei gesunden Menschen. Die Betroffenen haben ab dem dritten Lebensjahr einen unstillbaren Hunger und neigen daher zur Fettleibigkeit.

Obestatin

Erst kürzlich wurde das Hormon Obestatin entdeckt. Es ist ein Gegenspieler des Ghrelin und senkt daher den Appetit.

Ob es sich jedoch als Medikament zur Appetitsteuerung eignet, ist noch nicht ausreichend erforscht. Eine erfolgreiche medizinische Nutzung ist erfahrungsgemäß jedoch eher unwahrscheinlich.

Cortisol

Das von der Nebenniere hergestellte Cortisol, manchmal auch Kortisol genannt, ist eines der zahlreichen Stresshormone. Das lebensnotwendige Hormon unterstützt Adrenalin und Noradrenalin bei ihrer Arbeit und hilft bei der Verarbeitung von Stresssituationen. Die Ausschüttung des Cortisols wird im Gehirn von der Hypophyse und dem Hypothalamus gesteuert.

Daher ist der Cortisol-Spiegel vor allem etwa eine halbe Stunde nach einer Stresssituation erhöht. Wenn man jedoch ständig unter Stress leidet, kann einer erhöhter Cortisol-Spiegel zum Dauerzustand werden.

Cortisol ist übrigens die natürliche Variante des Medikaments Kortison, das unter anderem gegen Hauterkrankungen und Allergien eingesetzt wird.

Die Hauptaufgabe des Cortisols ist es, die Verarbeitung einer Stresssituation zu fördern. Es soll dabei helfen, sich vom Kampf mit dem Löwen wieder zu erholen, wobei heutzutage kaum noch jemand gegen Löwen kämpft, sondern eher stressige Telefonate bewältigen muss und dabei auf seinem Stuhl sitzen bleibt.

Als direkte Wirkung hilft Cortisol unter anderem, den Blutzuckerspiegel zu steigern, außerdem verhindert es Entzündungsprozesse.

Bei dauerhaft erhöhtem Cortisol-Spiegel, beispielsweise weil man einen stressigen Job hat, fördert Cortisol die Gewichtszunahme im Bauch. Es kommt zu dem gefürchteten inneren Bauchfett.

Gegen einen erhöhten Cortisol-Spiegel helfen Magnesium, Omega-3-Fettsäuren, Schwarztee, Massagen und Lachen.

Wenn der Dauerstress über einen langen Zeitraum hinweg anhält, oder wenn man unter Depressionen leidet, kann das zu einer Erschöpfung der Nebennieren führen. Der Cortisol-Spiegel bleibt dann längerfristig erniedrigt. Auch bei Depressionen kann es zu einem erniedrigten Cortisol-Spiegel kommen.

Obwohl es logisch scheinen würde, wird man durch einen erniedrigten Cortisol-Spiegel meistens nicht wieder schlanker. Wer zu Übergewicht neigt, nimmt oft trotzdem weiter zu.

Menschen mit schlanker Veranlagung nehmen durch Stress und einen erhöhten Cortisol-Spiegel übrigens meistens nicht zu, sondern eher ab, weil ihnen dann der Appetit fehlt.

Schilddrüsenhormone

Die Schilddrüsenhormone sind die klassischen Stoffwechsel-Hormone.

Sie regulieren, grob gesagt, die Aktivität des Stoffwechsels. Dadurch werden beispielsweise die Körpertemperatur, der Blutdruck und das Körpergewicht geregelt.

Bei viel Schilddrüsenhormonen im Blut, also einer Schilddrüsen-Überfunktion nimmt man ab und hat einen hohen Blutdruck.

Bei einer Schilddrüsen-Unterfunktion hat man einen eher niedrigen Blutdruck und nimmt stark zu.

Es gibt auch Störungen der Schilddrüse, bei denen die Symptome der Über- und Unterfunktion abwechseln.

Etwa ein Drittel der Frauen über 40 hat eine mehr oder weniger schwere Schilddrüsen-Unterfunktion. Außerdem wird die Wirkung der Schilddrüsen-Hormone erschwert, wenn eine Östrogen-Dominanz vorliegt, auch eine sehr häufige Erkrankung bei Frauen mittleren Alters.

So kommt es, dass zahlreiche Frauen ab 40 erheblich zunehmen, auch wenn sie wenig essen und sich regelmäßig bewegen.

Östrogene und Progesteron

Die Gruppe der Östrogene hat in erster Linie die Aufgabe, eine Frau zur Frau zu machen und die Fruchtbarkeit zu fördern.

Unter anderem sorgen die Östrogene für die typisch weiblichen Rundungen an den Hüften, dem Hintern und den Brüsten. Daran sieht man schon, dass Östrogene die Bildung von Fettpolstern fördern. Bei manchen Frauen wächst auch das innere Bauchfett bei einem Zuviel an Östrogenen.

Viele Frauen nehmen zu, wenn sie die Pille als Verhütungsmittel einnehmen. Ein weiterer deutlicher Hinweis darauf, dass Östrogene die Gewichtszunahme fördern.

Dennoch wird immer wieder behauptet, dass es Östrogenmangel sei, der Frauen in den Wechseljahren zunehmen lassen würde. Dabei ist das Gegenteil der Fall. Durch den Progesteronmangel in den Wechseljahren kommt es zu einem relativen Östrogen-Überschuss, selbst wenn der absolute Östrogenspiegel niedrig ist. Dieses Phänomen nennt man Östrogen-Dominanz. Sie verursacht zahlreiche Gesundheitsprobleme und fördert unter anderem die Gewichtszunahme.

Außerdem verursacht eine Östrogen-Dominanz eine Resistenz der Schilddrüsen-Hormone, sodass diese nicht mehr richtig funktionieren können. Auch die Regelung des Cortisol-Spiegels wird durcheinander gebracht. Beides verstärkt die Bildung von Fettpolstern zusätzlich.

Gegen Östrogen-Dominanz hilft regelmäßige Bewegung. Als Heilpflanzen kann man Mönchspfeffer einsetzen. Es gibt zahlreiche rezeptfreie Mönchspfeffer-Präparate, die dafür geeignet sind.

Östrogene bei Männern

Auch Männer können durch Östrogene dick werden.

In Bier sind pflanzliche Östrogene enthalten. Daher bekommt man vom Bier einen dicken Kugelbauch, den sprichwörtlichen Bierbauch.

Zusätzlich zum Bierbauch können bei Männern auch Brüste wachsen, wenn sie Östrogene durch ihre Getränke oder Nahrungsmitteln zu sich nehmen.

Hunger

Körperlicher Hunger wird durch mehrere Faktoren im Körper ausgelöst.

Zum einen spielt ein leerer Magen eine gewisse Rolle. Zuerst fühlt sich der Magen leer an, dann beginnt er irgendwann hörbar zu knurren.

Außerdem wird im Körper der Blutzuckerspiegel und der Insulinspiegel gemessen. Ist der Blutzuckerspiegel niedrig, dann wird Hunger ausgelöst.

Von den Fettzellen wird zudem das Hormon Leptin produziert. Bei schlanken Menschen bewirkt Leptin ein Sättigungsgefühl und eine

Verzögerung des Hungers. Doch dieser Mechanismus funktioniert bei Übergewichtigen nicht. Egal wie viel Leptin bei ihnen im Blut ist, haben sie dennoch Hunger. Bei Diäten sinkt der Leptinspiegel auch bei Übergewichtigen stark ab, sodass sie dann ständig stark hungrig sind.

Wenn die körperlichen Faktoren für Hunger gegeben sind, dann schüttet die Magenschleimhaut das Hormon Ghrelin aus. Dadurch entsteht das bekannte Hungergefühl.

Wenn man schlank sein oder werden will, sollte man nur essen, wenn man körperlich hungrig ist.

Nahrungsaufnahme ohne körperlichen Hunger, bewirkt, dass man zu viel Nahrung erhält und dadurch zunimmt.

Der Hunger vor der Nahrungsaufnahme sollte jedoch nicht zu stark werden. Wenn man erst isst, wenn man schon einen rasenden Bärenhunger hat, dann isst man meistens zu viel auf einmal.

Bei länger andauerndem Hunger mobilisiert das Gehirn zudem seine ganze Kraft, um einen dazu zu bringen, etwas zu essen. Das ist ein wichtiges Lebenserhaltungsprogramm aus der Vergangenheit. Man wird wie besessen vom Gedanken an Essen und denkt an nichts anderes mehr. Außerdem wird der Stoffwechsel herunter gefahren und die Muskelmasse abgebaut (Siehe Seite 24).

Daher sollte man einerseits nur essen, wenn man körperlich hungrig ist, aber nicht hungrig bleiben.

Der übermächtige Appetit

Der Appetit ist, anders als der Hunger, kein körperliches, sondern ein rein psychisches Verlangen nach Nahrung.

Appetit kann man auch haben, wenn man gerade jede Menge gegessen hat. Wenn man dem Appetit bei jedem Auftreten folgt, auch wenn man gar keinen Hunger hat, dann besteht die Gefahr, dass man dadurch zunimmt.

Der Appetit wird vom Gehirn und mehreren Hormonen gesteuert. Häufig wirken auch äußerliche Auslöser appetitfördernd, beispielsweise ein leckerer Duft, der Anblick von etwas Essbarem oder eine Verabredung zum Essen.

Die Steuerung des Appetits, also der Lust auf Essen, hängt einerseits vom Hunger ab und andererseits vom vegetativen Nervensystem. Außerdem wird der Appetit ganz stark vom Unterbewusstsein gesteuert.

Dadurch ist er unseren bewussten Entscheidungen weitgehend entzogen.

Das Unterbewusste hat auf unsere Handlung einen stärkeren Einfluss als das Bewusste. Man kann sich nur vorübergehend mit seinem Bewusstsein gegen starke unterbewusste Impulse durchsetzen. Daher kommt es so häufig dazu, dass man mehr oder kalorienreicher isst, als man sich vorgenommen hat.

Mit reiner Willenskraft kann man sich auf Dauer nicht gegen ein Unterbewusstsein durchsetzen, das großen Appetit signalisiert. Da hilft die stärkste Disziplin nicht, denn man kann nicht rund um die Uhr gegen sein eigenes Unterbewusstsein kämpfen. Irgendwann kommt ein Moment der Schwäche und man gibt dem übermächtigen Verlangen nach.

Erfolgreich kann man einen übermäßigen Appetit nur in den Griff bekommen, wenn es gelingt, das Unterbewusste davon zu überzeugen, dass der übermäßige Appetit der Gesundheit abträglich ist.

Das Geheimnis der Schlanken, denen das Schlankbleiben leicht fällt, ist also nicht ihre übermenschliche Disziplin, sondern dass ihr Unterbewusstes ihnen dabei hilft, nicht zu viel zu essen.

Nur wenn es gelingt, dass das starke Verlangen nach zu viel und zu kalorienreicher Nahrung schwächer wird, kann man erfolgreich darauf verzichten.

Wie Sie das Unterbewusste überzeugen und ihren inneren Schweinehund mit ins Boot nehmen, erfahren Sie ab Seite 119.

Den Umgang mit Heißhunger und Mäßigung lernen Sie ab Seite 102.

Sättigung

Sättigung tritt ein, wenn man genug gegessen hat und der körperliche Hunger gestillt ist.

Einerseits signalisiert ein gefüllter Magen Sättigung. Auch wenn der Blutzuckerspiegel ansteigt und Insulin ausgeschüttet wird, bewirkt das normalerweise ein Gefühl von Sättigung. Außerdem gibt es Chemo-Rezeptoren im Darm und in der Leber, die feststellen, ob die gegessene Nahrung nährstoffreich genug war, um den Bedarf zu decken.

Ein Salat ohne Soße füllt zwar den Magen, und bewirkt kurzfristige Sättigung. Die Chemo-Rezeptoren stellen aber bald fest, dass die Nährstoffe im Salat nicht ausgereicht haben. So wird man schnell wieder hungrig. Daher funktionieren auch Light-Nahrungsmittel nicht wie gewünscht. Man isst im Endeffekt mehr von ihnen als von normalen Nahrungsmitteln.

Bei extrem kalorienreichen Nahrungsmitteln geschieht das Gegenteil, hat aber das gleiche Ergebnis. Der Magen empfindet keine Sättigung, weil er nicht gefüllt ist. Da nützt es dann auch kaum etwas, wenn die Chemo-Rezeptoren melden, dass reichlich Nährstoffe gegessen wurden. Man wird trotzdem kaum satt.

Eine gut sättigende Mahlzeit hat einerseits ausreichend Volumen, um den Magen zu besänftigen und andererseits genug Nährstoffe, um den Körper zu ernähren und die Chemo-Rezeptoren zu befriedigen.

Bei vielen Übergewichtigen ist das Empfinden von Sättigung gestört. Sie fühlen sich erst satt, wenn der Magen so stark gefüllt ist, dass er schmerzt. Die Betroffenen müssen erst wieder lernen, dass sie satt sind, wenn der Magen leicht gefüllt ist.

Direkt beim Essen ist das Gefühl der Sättigung übrigens nur ein ganz leichtes, sanftes Gefühl. Erst nach etwa 20 Minuten fühlt man die volle Sättigung.

Um schlank zu werden und zu bleiben, sollte man immer essen, bis man satt ist, aber nicht darüber hinaus.

Wenn man nicht genug isst, um satt zu sein, dann bleibt man immer hungrig und wird vom Hunger gequält. Außerdem schaltet der Stoffwechsel auf Notprogramm um und der Grundumsatz wird gesenkt. Erfolgreich abnehmen kann man also nur, wenn man sich regelmäßig satt isst.

Man sollte aber nicht über die Sättigung hinaus essen. Wenn man mehr isst, als man braucht, um satt zu werden, dann nimmt man zu viel Nahrung zu sich. Die Folge davon ist eine Gewichtszunahme.

Daher ist es sehr wichtig, den Sättigungspunkt kennen zu lernen und zu beachten.

Abnehmhindernisse

Zahlreiche Hindernisse stehen einem einfachen Abnehmerfolg im Weg. Diese Hindernisse sorgen dafür, dass das simple Rezept "weniger essen und mehr bewegen" in den meisten Fällen nicht funktioniert.

Abnehmprobleme durch hormonelle Störungen wurden schon im vorigen Kapitel beschrieben. Ferner bewirken manche Medikamente Übergewicht (z.B. Betablocker), und in seltenen Fällen kommt es auch zu genetischen Störungen, die starkes Übergewicht verursachen.

Leichtes Übergewicht ist häufig eine Sache der Veranlagung. Die zahllosen davon betroffenen guten Futterverwerter schaden sich seelisch und körperlich, wenn sie dennoch versuchen, Modelmaße zu erreichen.

Einige Abnehmhindernisse haben ihre Quelle im Kopf in Form von Gedanken, Gefühlen oder Lebensweisen.

Diese Abnehmhindernisse werden auf den folgenden Seiten beschrieben.

Schlafmangel

Zu wenig Schlaf hat sich in mehrfacher Hinsicht als Förderer von Übergewicht herausgestellt.

Der Hauptmechanismus dafür ist wohl, dass bei Schlafmangel verstärkt das Hungerhormon Ghrelin ausgeschüttet wird. Man hat mehr Hunger, wenn man zu wenig schläft.

Außerdem wird im Schlaf mithilfe des Wachstumshormons der Körper repariert und umgebaut. Die Fettspeicher werden dazu verwendet, um Knochen, Muskelzellen und andere Körperzellen aufzubauen und umzubauen. In der Kindheit dient dieser Vorgang dem Wachstum und im Erwachsenenalter der körperlichen Regeneration. Es werden im Schlaf also nicht nur die lästigen Fettpolster verbraucht, sondern auch dafür gesorgt, dass der Körper gut in Schuss ist.

Verzicht auf Schlaf gilt in unserer Leistungsgesellschaft als schick und besonders heldenhaft. Gerne wird davon berichtet, mit wie wenig Schlaf berühmte Leistungsträger auskommen.

Dass daraus nicht nur Übergewicht, sondern auch Gedächtnisschwäche, Burn Out oder andere schwere Erkrankungen entstehen können, wird in diesem Zusammenhang dann meistens nicht erwähnt.

Acht bis neuen Stunden Schlaf täglich sind für die meisten Erwachsenen ausreichend. Manche brauchen sogar noch mehr Schlaf. Das hängt von der Veranlagung und den Anforderungen des Lebens ab. Erst im Seniorenalter lässt das natürliche Schlafbedürfnis nach, aber auch nur dann, wenn man nicht mehr anstrengend arbeitet.

Ernährungstipps für die Abendmahlzeit

Möglicherweise kann der Körper leichter Wachstumshormone produzieren und die nächtlichen Reparatur-Vorgänge besser durchführen, wenn man zum Abendessen eiweißreich isst. Diese Methode ist aber noch nicht ausreichend belegt, um offiziell anerkannt zu sein.

Wenn man etwa fünf Stunden vor dem Schlafengehen nicht mehr kohlenhydratreich isst, dann hört das Insulin auf, die Fettverbrennung zu verlangsamen. Der Körper kann die Nacht dann nutzen, um Körperfett zur Energiegewinnung zu verbrennen. Die Energie für die Aufrechterhaltung der Körpertemperatur, die Bewegungen im Schlaf und die Träume wird dann vorwiegend aus den Fettpolstern gewonnen. Außerdem werden die Fettvorräte genutzt, um den Körper zu reparieren.

Es kann sich also lohnen, wenn man zum Abendessen vorwiegend proteinreiche Nahrung und Gemüse isst, und dabei weitgehend auf Kohlenhydrate verzichtet. Diese Abendmahlzeit sollte möglichst drei bis sechs Stunden vor dem Schlafengehen gegessen werden.

Bis zum Schlafengehen hat sich der Magen dann weitgehend geleert. Das bedeutet, dass man mit relativ leerem Magen ins Bett geht. Ausgeprägter Hunger sollte aber noch nicht bestehen.

Anfangs mag die Vorstellung unangenehm sein, mit leerem Magen ins Bett zu gehen. Manche haben Angst, dass sie beim Schlafen so hungrig werden, dass sie davon aufwachen. Bei Schlanken kann es durchaus passieren, dass sie nachts Hunger bekommen und nicht schlafen können.

Die meisten übergewichtigen Menschen können jedoch sehr gut schlafen, wenn sie einen leeren Magen haben.

Ein leicht unangenehmes Gefühl der Leere kann am Anfang durchaus auftreten, wenn man es bisher gewöhnt ist, kurz vor dem Schlafengehen noch mal zu essen. Aber der Körper gewöhnt sich relativ schnell daran, sich nachts aus den üppigen Fettpolstern zu bedienen.

Nach einer Weile kann es sein, dass man sich angenehm leicht fühlt, wenn man ins Bett geht und morgens sogar gut gesättigt, weil ja reichlich Nährstoffe in den Fettpolstern vorhanden sind. Aber auch ein kräftiger Hunger am Morgen ist ganz normal. Diesen Hunger kann man dann mit einem reichlichen Frühstück stillen.

Um Missverständnisse zu verhindern:

Dies soll kein Plädoyer dafür sein, das Abendessen ausfallen zu lassen.

Man sollte auch nicht mit quälendem Hunger und knurrendem Magen ins Bett gehen.

Richtiger Hunger vor dem Schlafengehen führt nur dazu, dass der Körper den Stoffwechsel herunterfährt. Außerdem hat Hunger am Abend eine fatale Wirkung auf die Psyche. Viele Menschen, die Hungerzeiten erlebt haben, fanden es besonders schrecklich, hungrig ins Bett zu gehen.

Also kein Hunger am Abend, sondern nur ein relativ leerer Magen.

Fehlendes Tageslicht

Einiges deutet darauf hin, dass zu wenig Tageslicht die Entstehung von Übergewicht begünstigt und das Abnehmen erschwert.

Im Hypothalamus gibt es einen kleinen Bereich, der suprachiasmatischer Nukleus genannt wird. Dieser Bereich verbindet die Lichtwahrnehmung über die Augen mit der inneren Uhr in der Zirbeldrüse. So wird die innere Uhr auf den 24-stündigen Tagesrhythmus abgestimmt.

Diese Abstimmung der inneren Uhr wird für einen gesunden Schlafrhythmus benötigt und auch für die Steuerung von Hunger, Appetit und Durst.

Wenn die Augen nicht genug Licht zu sehen bekommen, funktioniert die Rhythmus-Abstimmung nicht richtig und auch die Steuerung des Hungers wird gestört. Infolgedessen kann es unter anderem zu Übergewicht kommen, aber auch zu Schlafstörungen, Kraftlosigkeit und Depressionen.

In normal beleuchteten Räumen herrschen nur etwa 100 bis 800 Lux gegenüber 10.000 Lux an einem bedeckten Tag und 100.000 Lux an einem Sonnentag. Das Licht in Räumen kann also bei weitem nicht mit dem Tageslicht mithalten.

Das Berufsleben und die Ausbildung zwingt heutzutage die meisten Menschen zu einem Aufenthalt in Räumen. Vor allem im Winter erreichen viele Menschen ihr Büro vor Sonnenaufgang und verlassen es erst, wenn es wieder dunkel ist.

Die Freizeit wird häufig auch in Räumen verbracht, sodass viele Menschen oft tagelang kaum Tageslicht zu sehen bekommen.

Um erfolgreich abnehmen zu können und gesund zu bleiben, ist es daher wichtig, so oft wie möglich ins Freie zu gehen, um genug Licht zu erhalten.

Besonders günstig wäre es, wenn man in der Mittagspause einen kleinen Spaziergang machen könnte. Aber dann fehlt vielen Berufstätigen die Zeit für das Mittagessen. Wenn eine richtige Pause im Tageslicht also nicht möglich sind, sollte man wenigstens hin und wieder das Fenster öffnen und hinausschauen. Das ist natürlich nur ein armseliger Ersatz für ein Leben an der frischen Luft, aber besser als durchgehend im Lampenlicht zu leben.

Wenn in der Arbeitswoche kaum Tageslicht genossen werden kann, sollte man sich wenigstens am Wochenende reichlich Zeit im Freien gönnen. Auch wenn der Himmel bedeckt ist, bietet das Tageslicht immer noch viel mehr Licht als künstliches Licht.

Fernsehen fördert Übergewicht

Fehlendes Licht am Tag und zu viel Kunstlicht am Abend ist einer der Hauptgründe, warum Fernsehen dick macht.

Menschen, die viel fernsehen, sitzen oft schon tagsüber im halbdunklen Raum vor dem Fernseher. Der Fernseher flackert dann häufig bis in den späten Abend. So kommt die innere Uhr stark durcheinander.

Das stört nicht nur das Wohlbefinden und die Gesundheit, sondern irritiert auch das Appetitzentrum. So kann viel Fernsehen die Entstehung von Übergewicht fördern.

Abends lässt man seine Umgebung am besten nach und nach dunkler werden. Wenn es dämmerig wird, wird man allmählich müde. Vor dem Einschlafen eignet sich beispielsweise eine ruhige Gute-Nacht-Lektüre bei sanftem Leselicht.

Stress macht dick

Dauerstress kann in mehrfacher Hinsicht dick machen.

Einerseits besteht bei Stress häufig das Bedürfnis sich zu beruhigen und zu entspannen.

Bei vielen Menschen hat Essen diese erwünschte Wirkung. Durch Nahrungsaufnahme, besonders von sogenannter Nervennahrung wie Schokolade oder anderen Süßigkeiten, werden Endorphine ausgeschüttet, die das Wohlbefinden steigern. Essen kann also die unangenehmen Auswirkungen von Stress abmildern.

Das funktioniert aber nur bei einem Teil der Menschen auf diese Weise. Sie werden durch Dauerstress dick.

Andere Menschen verlieren bei Dauerstress ihren Appetit und können nicht einmal mehr zu den normalen Mahlzeiten etwas essen. Diese Menschen nehmen bei Stress ab.

Bei einigen Menschen kann die Wirkung von Stress auf den Appetit sogar variieren. Zu manchen Zeiten werden sie dick vom Stress und zu anderen Zeiten mager.

Über das Stresshormon Cortisol hat Dauerstress eine weitere dickmachende Wirkung auf den Körper. Cortisol führt bei dauerhaft erhöhtem Blut-Spiegel zur Zunahme im Bauchbereich. So wächst das innere Bauchfett durch Stress (Siehe Seite 14 und 82).

Dauerhafter Stress ist daher möglicherweise die Hauptursache dafür, dass sich Fett im Innern des Bauches und nicht unter der Haut ansammelt.

Wenn man seinen dicken Bauch loswerden will, sollte man also Stress abbauen.

Dazu gehören Änderungen in der Lebenssituation und das Lernen von Entspannungstechniken wie Autogenes Training oder Yoga.

Auch Ausflüge in die Natur oder Wellnesstage im Thermalbad können gut gegen Stress helfen. Wenn man sich in der Natur bewegt, beispielsweise bei einer Wanderung oder Radtour, hat man sogar Bewegung und eine Stressreduzierung.

So kann man das Angenehme mit dem Nützlichen verbinden.

Angst macht dick

Angst ist eine häufige Ursache für die Entstehung von Übergewicht. Die Angst verhindert auch das Abnehmen, so lange sie nicht bewältigt wird.

Zum einen führt der durch Angst erhöhte Cortisol-Spiegel zu Übergewicht. Aber das ist nicht der einzige Wirkmechanismus, wie Angst die Fettpolster wachsen lässt. Im Gehirn werden durch die Angst zahlreiche Transmitterstoffe und Hormone ausgeschüttet, die das Übergewicht fördern. Das Zusammenspiel der ganzen Transmitter ist so komplex, dass es bisher nur teilweise verstanden wird.

Die Ängste, die zu Übergewicht führen, können ganz unterschiedlich sein.

Hier einige Beispiele für typische dickmachende Ängste:

- Angst vor Hunger
- Angst, zu kurz zu kommen

- Angst vor Verlust
- Angst vor Armut
- Angst vor Bedeutungslosigkeit
- Angst vor Ablehnung
- Angst vor der eigenen Attraktivität
- Angst vor Misserfolg
- Angst vor Missbrauch
- Angst vor Überforderung

Bei einigen dieser Ängste kann es schon helfen, wenn man sie sich bewusst macht.

Wenn Sie beispielsweise in Ihrer Kindheit ständig den Erzählungen Ihrer Eltern und Großeltern vom Hungerwinter lauschen durften und außerdem ständig an die hungernden Kinder in Afrika erinnert wurden, kann es ausreichen, wenn Sie sich bewusst machen, dass es in Mitteleuropa zur Zeit kaum eine Hungergefahr gibt.

Aber wenn Sie selbst eine ausgeprägte Hungerphase erlebt haben, reicht die eigene Bewusstmachung möglicherweise nicht aus, weil die Angst zu tief sitzt.

Bei schweren, hartnäckigen Ängsten braucht man eventuell professionelle Hilfe, um sie aufzulösen. Wenn das Angstproblem gelöst ist, nehmen die Betroffenen häufig ganz von selber ab.

Zwei häufige Ängste, die unter anderem zu Übergewicht führen können, betrachten wir etwas genauer.

Existenzängste

Immer wieder hört man, dass in reichen Ländern vor allem ärmere Menschen zu Übergewicht neigen. Das wird meistens damit erklärt, dass sich die Betroffenen nicht so gut mit Ernährung auskennen und daher ungesund und kalorienreich essen.

Häufig wird auch Disziplinlosigkeit, Faulheit und Unvernunft für das Übergewicht der Armen verantwortlich gemacht.

Doch ob diese verpönten mutmaßlichen Ursachen wirklich die Alleinverantwortung für das Übergewicht tragen, ist bislang überhaupt nicht erforscht und geklärt.

Könnte nicht viel eher die ausgeprägte Existenzangst zu Übergewicht bei armen Menschen führen?

Wer hierzulande arm ist, braucht sich zwar meistens nicht vor echtem, dauerhaften Hunger fürchten, aber die Wohnung, die Stromversorgung und auch die Bekleidung stehen ständig in Frage. Unbezahlte Rechnungen stapeln sich oft so hoch, dass sie kaum noch aufgemacht werden. Die steigenden Mahngebühren und Inkassoschreiben sind eine zusätzliche Bedrohung.

Das monatliche Einkommen ist häufig schon lange vor dem Monatsende verbraucht, und dann kommt oft noch echter Hunger zu den anderen Sorgen dazu.

Hier kommen also eine Menge Faktoren zusammen, die Übergewicht fördern:

Zum Einen sind die Betroffenen dauerhaftem Stress ausgesetzt, sie haben oft ununterbrochen Angst. Das schafft schon mal die hormonellen Voraussetzungen für Übergewicht, insbesondere für inneres Bauchfett.

Wenn dann am Monatsende kein Geld mehr zum Essenkaufen übrig ist, müssen die Betroffenen häufig eine unfreiwillige Diät durchführen. In der Praxis sieht das oft so aus, dass die Mutter schon frühzeitig kaum noch etwas isst, damit die Kinder ausreichend versorgt sind. Während der Verzichtsphase sinkt der Grundumsatz der Mutter, die Muskeln werden weniger und ein enormer Heißhunger baut sich auf. Am Monatsanfang wird dann alles nachgeholt, und es wird kräftig gegessen. Um für die nächste Hungerphase am Monatsende besser vorbereitet zu sein, sammeln sich immer mehr Fettpolster an.

Dann kommt noch dazu, dass kalorienreiche Nahrung billiger zu kaufen ist als Gemüse und Obst. Mit Nudeln, Brot, Zucker, Margarine, Wurst und Nussnougat-Creme wird man viel billiger satt, als wenn man die gleiche Sättigung durch Gemüse, Obst oder gar Fisch erhalten will. Von den kalorienreichen Nahrungsmitteln hat man aber schnell mehr gegessen als man tatsächlich braucht. Die Sättigung setzt später ein als die Überversorgung mit Kalorien. Dieses Problem hat zwar nicht direkt etwas mit Existenzängsten zu tun, aber mit dem Alltag armer Menschen.

Für Übergewicht durch Existenzängste braucht die Armut jedoch noch gar nicht real geworden zu sein. Auch wenn man Angst vor Arbeitslosigkeit hat, können diese Ängste schon zu Übergewicht führen.

Natürlich werden nicht alle Menschen dick durch Existenzängste. Manchen schlagen Existenzängste auch auf den Magen und die Betroffenen verlieren ihren Appetit. Dann werden sie dünn durch ihre Ängste.

Ängste durch Missbrauch

Missbrauchserfahrungen in der Kindheit können im späteren Leben zu starkem Übergewicht führen.

Die Missbrauchsopfer versuchen unbewusst, sich durch das Übergewicht zu schützen.

Übergewicht wird als so unattraktiv empfunden, dass die Betroffenen hoffen, sich damit uninteressant für künftige Täter zu machen. Das Ganze geschieht natürlich unbewusst, aber das Unterbewusstsein ist ja sehr fähig darin, das Gewicht zu manipulieren.

Wenn man missbraucht worden ist und dadurch stark übergewichtig wurde, reicht es meistens nicht aus, sich diesen Zusammenhang bewusst zu machen. Stattdessen braucht man professionelle Hilfe durch einen Psychotherapeuten, um die Traumatisierung durch den Missbrauch zu überwinden.

Schlechtes Gewissen

Übergewichtige werden meistens ständig von ihrem schlechten Gewissen geplagt.

Nicht nur das eigene Gewissen meldet sich oft bei jeder Mahlzeit, bei der es schmeckt, auch die Gesellschaft sorgt mit aller Kraft dafür, dass sich Übergewichtige ständig schuldig fühlen.

Genau diese Schuldgefühle sind es aber, die das Übergewicht noch verstärken.

Daher ist es wichtig, dass man aufhört, sich selbst immerzu Schuldgefühle zu machen.

Sie brauchen sich nicht schuldig fühlen, weil Sie übergewichtig sind.

Auch für Ihren Appetit brauchen Sie sich nicht schämen, selbst dann nicht, wenn Sie einer Versuchung nicht widerstehen können. Dass man Versuchungen erliegt, ist einfach nur menschlich. Um dennoch abnehmen zu können, kann es hilfreich sein, wenn man sich möglichst wenig Versuchungen aussetzt. Dann braucht man auch kein schlechtes Gewissen mehr haben.

Ebenso sieht es auch mit der sportlichen Aktivität aus. Viele nehmen sich sportliche Wunderleistungen vor und fühlen sich anschließend schuldig, weil sie ihren hohen Erwartungen nicht gerecht werden.

Nehmen Sie sich nur vor, was Sie auch schaffen können. Suchen Sie sich Sportarten oder andere Bewegungsmöglichkeiten, die Ihnen Freude machen. Dann widmen Sie sich gerne der Bewegung und haben keinen Grund für ein schlechtes Gewissen.

Die Schuldgefühle, die Andere in Ihnen auslösen wollen, sind ein zusätzliches Problem, das keineswegs leichter zu lösen ist als die selbst gemachten Schuldgefühle.

Man kann gegen die Manipulationen durch Andere kämpfen, man kann sie ausdiskutieren, sie ignorieren oder die Betreffenden meiden.

Für welche Vorgehensweise man sich entscheidet, hängt von der eigenen Persönlichkeit ab und davon, wer Ihnen das schlechte Gewissen macht.

Bekannte, die Ihnen jeden Bissen madig machen, könnten Sie meiden, wenn eine Aussprache keine Besserung bringt. Wenn aber die Lehrerin der Kinder versucht, Ihr Essen und Ihre Lebensweise schlecht zu machen, können Sie dem nicht so einfach aus dem Weg gehen.

Versuchen Sie, sich die Schuldgefühle, die anderen Ihnen machen, nicht so sehr zu Herzen zu nehmen.

Der Anblick einer Torte

Eine häufige Aussage von guten Futterverwertern ist: "Ich nehme schon beim Anblick einer Torte zu."

Dieser Spruch ist meistens vor allem als Metapher gemeint, aber die Betroffenen empfinden es oft tatsächlich so, als würden sie schon durch das Ansehen von kalorienreichen Speisen dicker werden. Aber da diese Vorstellung unsinnig scheint, wird sie nicht ernst gemeint.

Aber was steckt hinter der Idee, dass der Anblick einer Torte dick machen könnte? Ist vielleicht doch etwas Wahres dran?

Der Anblick einer Torte macht natürlich nur Menschen dick, die leidenschaftlich gerne diese Torte essen würden. Bei anderen ist es die Schokolade oder der Schweinebraten, je nach persönlichen Vorlieben.

Sie sehen also die Torte und das Wasser läuft Ihnen im Mund zusammen. Der Körper stellt sich darauf ein, diese Köstlichkeit zu essen und zu verdauen. Einige Hormone und Verdauungssäfte werden vorsorglich schon einmal ausgeschüttet und andere stellen sich schon einmal in die Startlöcher.

Dann fällt die Entscheidung, dass Sie sich die Torte verkneifen, dass Sie verzichten werden. Eine Vielzahl von Gefühlen wird dadurch aktiviert: Frustration und Enttäuschung, weil Sie die Torte nicht bekommen, Ärger darüber, dass Sie so dick sind, dass Sie sich die Torte nicht leisten können, Schuldgefühle, weil Ihr Verlangen so stark ist. Wenn Sie Glück haben, fühlen Sie sich auch ein wenig stolz, weil Sie widerstanden haben.

Die negativen Gefühle bewirken aber die Ausschüttung von Cortisol, das die Entstehung von Übergewicht fördert.

Außerdem wird sicherlich eine ordentliche Portion Ghrelin ausgeschüttet, das heißt, Sie haben mehr Hunger, als Sie ohne den Anblick der Torte hätten.

Das kann dazu führen, dass Sie sich bei der nächsten Mahlzeit unbewusst einen gewissen Ausgleich dafür holen, dass Sie auf die Torte verzichten mussten. Ein Klacks mehr Reis oder etwas mehr Fett zum Anbraten oder was auch immer. Dieser kleine zusätzliche Nahrungsmenge, die ganz ohne Ihr Bewusstsein mehr gegessen wird, wird dann vom Körper besonders begierig in Fettpolster verwandelt, weil sich ja schon alles auf die Torte eingestellt hat.

Aber was kann man nun dagegen unternehmen, dass schon der Anblick einer Torte dick macht?

Zum einen sollte man sich hin und wieder das Ersehnte gönnen, damit die Gier danach nicht immer größer wird. Wenn man die Torte hin und wieder essen darf, fällt der Verzicht zu anderen Zeiten meistens etwas leichter.

Zu anderen Zeiten hilft es, wenn man sich der Versuchung nicht unnötig oft aussetzt. Das Vorbeigehen an einer Konditorei kann für Tortenliebhaber sehr schmerzhaft sein. Manchen hilft es, einen anderen Weg zu nehmen.

Besonders schwierig ist es auch, wenn die Versuchung zu Hause steht und ständig sichtbar ist. Kaufen Sie die Verlockungen am besten gar nicht erst ein, oder stellen Sie sie in einen Schrank, damit Sie sie nicht sehen müssen.

Essen als Trost und Belohnung

Viele Menschen gönnen sich etwas zu essen, wenn sie Trost suchen oder sich belohnen wollen.

Dadurch bekommt das Essen eine zusätzliche Bedeutung, die häufig dazu führt, dass man mehr isst, als man zum Sattwerden braucht. Essen funktioniert gut als Mittel, um sich zu belohnen oder zu trösten, weil durch Nahrungsaufnahme die Wohlfühlhormone Endorphine ausgeschüttet werden. Doch es ist eine fatale Kombination, wenn man Essen als Belohnung und Trost nutzt.

Belohnungen sind wichtig für alle Menschen, um sich wohl zu fühlen. In schwierigen Zeiten brauchen Menschen auch oft Trost.

Wenn man Essen als Belohnung und Trost benutzt, kann es daher leicht passieren, dass man immerzu isst.

Dass sich dadurch bei den Meisten erhebliches Übergewicht entwickelt, liegt auf der Hand.

Wenn man dann weniger isst, um abzunehmen, muss man nicht nur auf den gewohnten üppigen Essgenuss verzichten, sondern auch auf Belohnungen und Trost. Dabei hätte man gerade in dieser Lebensphase sowohl Belohnungen als auch Trost besonders nötig.

Für Übergewichtige ist es wichtig, dass Essen und Belohnung oder Trost entkoppelt werden.

Suchen Sie sich verschiedene Methoden, um sich zu belohnen und zu trösten, die nichts mit dem Essen zu tun haben.

Mehr über Belohnungen steht auf Seite 123.

Essen als zentraler Lebensinhalt

Für manche Menschen steht Essen ganz im Zentrum ihres Lebens und ihrer Gedanken.

Manche gehen täglich einkaufen, kochen dann mehrmals täglich stundenlang und essen dann große Mengen. Diese Menschen, meistens Hausfrauen, gehen immerhin kreativ mit dem Essen um. In vielen Fällen entsteht dabei köstliches Essen aus frischen Zutaten für die ganze Familie. Dennoch ist es schwierig für die Betroffenen, weniger zu essen, weil das Essen für sie so eine große Bedeutung hat.

Andere kochen zwar nicht, aber die Mahlzeiten und eventuelle Snacks zwischendurch sind extrem wichtig für die Betroffenen. Sie stellen einen wesentlichen Teil des Lebensinhalts dar.

Besonders bitter ist es für Menschen, die streng auf Diät sind und nur wenig essen. Für sehr viele Menschen, die auf Essen und Leckereien verzichten, drehen sich die meisten Gedanken nur noch ums Essen, auch wenn das vorher nicht so war. Je größer der Verzicht, desto wichtiger wird das Essen.

Das macht es dann auch so schwer abzunehmen. Die Gedanken kreisen ständig um das Essen. Das Essen ist knapp und das Gehirn ist sich dessen bewusst. Daher versucht das Gehirn mit all seinen Fähigkeiten, das Beste aus dem wenigen Essen zu machen. Die kostbaren Fettpolster werden so lange wie möglich festgehalten. Obwohl man so wenig isst, nimmt man kaum ab.

In all diesen Situationen, in denen Essen eine extrem wichtige Rolle spielt, fällt das Abnehmen besonders schwer.

Einen Ausweg aus dieser schwierigen Situation findet man nur, wenn andere Themen im Leben wichtiger werden und das Essen als wichtigstes Thema ablösen.

Wer keine Arbeit hat, die sich als begeisternder Lebensinhalt eignet, sollte sich interessante Hobbies suchen.

Je unwichtiger das Essen für jemanden wird, desto leichter fällt es, erfolgreich und dauerhaft abzunehmen.

Hunger macht dick

Hungern macht nicht etwa schlank, sondern langfristig macht hungern dick (Siehe Seite 24).

Das gilt natürlich nicht für Menschen in langen Hungersnöten oder Lager-Situationen. Diese Menschen werden vom Hungern dünn, so lange sie zu wenig zu essen haben.

Aber wenn Menschen in Überflussgesellschaften vorübergehend hungern, um abzunehmen, werden sie davon auf Dauer immer dicker.

Das hängt mit den Wirkungen des Hungerstoffwechsels zusammen.

Der Hungerstoffwechsel beginnt nicht erst, wenn man gar nichts mehr isst, sondern schon, wenn man 500 Kcal weniger isst, als man verbraucht.

Bei Frauen, die bettlägerig sind oder den ganzen Tag auf dem Sofa sitzen, ist dies bei etwa 1000 Kcal der Fall, bei aktiven Frauen, die Sport treiben, kann der Hungerstoffwechsel schon unter 1500 Kcal oder mehr beginnen. Für Männer gelten Werte ab 1200 Kcal für Bettlägerige und 1800 Kcal bis etwa 2200 Kcal für Aktive.

Wenn der Hungerstoffwechsel einsetzt, werden vorwiegend Muskeln abgebaut, auch wenn man Sport treibt. Der Körper versucht dadurch, die Energieverbraucher Muskeln zu minimieren.

Außerdem wird der Stoffwechsel verlangsamt und alle Körpervorgänge auf ein Minimum an Energieverbrauch reduziert.

Natürlich wird nach dem Muskeleiweiß auch Fett verbrannt, aber nur relativ langsam, weil der Körper die wichtigen Vorräte nicht so schnell verbrauchen will.

Daher nehmen viele Menschen, die eine sehr kalorienarme Diät durchführen, zwar zunächst ab (Muskelmasse), aber nach einer Weile hört das Abnehmen auf oder sie nehmen sogar wieder zu, obwohl sie fast nichts essen.

Beenden des Hungerstoffwechsels

Wenn man erst einmal im Hungerstoffwechsel ist, dann hilft nur mehr essen, um wieder erfolgreich Fett abbauen zu können, auch wenn das zunächst sehr paradox klingt.

Wenn man jedoch einfach mehr isst, dann wird man in den meisten Fällen erheblich zunehmen. Der hungernde Körper versucht nämlich mit aller Kraft Fettreserven aufzubauen, um für eine eventuelle zukünftige Hungersnot besser gewappnet zu sein.

Man muss die schwierige Aufgabe, den Hungerstoffwechsel zu überwinden, also mit System anpacken.

Anstatt jeden Tag ein wenig mehr zu essen, isst man an ein bis zwei Tagen in der Woche erheblich mehr. Zwischen diesen Tagen sollten jeweils mindestens zwei Tage liegen, in denen man sich so spärlich ernährt wie vorher. Dann merkt der Körper einerseits, dass die Zeiten besser werden. Er erhält aber nicht so viele Zusatzkalorien, dass in großem Stile neue Fettpolster aufgebaut werden.

Um neue Fettpolster zu verhindern und stattdessen Muskelmasse zu fördern, erhöht man außerdem sein Sportprogramm. Am besten eignet sich für diese Aufgabe Krafttraining, denn es baut mehr Muskeln auf als Ausdauertraining.

Am Anfang kann durch die wachsende Muskelmasse sogar das Gewicht wieder ansteigen. Doch in diesem Fall ist das wünschenswert, denn die Muskeln helfen langfristig beim Abnehmen, selbst in Ruhe.

Wenn man dann allmählich beginnt wieder abzunehmen, dann kann man ganz langsam auch die Nahrungsmenge an den Tagen erhöhen, an denen man sonst wenig isst.

Auf Dauer kann es jedoch hilfreich bleiben, nicht an allen Tagen gleich viel zu essen, sondern üppige Tage und sparsamere Tage zu leben. Durch die üppigen Tage kommt der Körper nicht auf die Idee, dass gerade eine Hungersnot herrscht. Durch die sparsameren Tage kann man Kalorien einsparen, was beim abnehmen hilft.

Die beschriebene Vorgehensweise, um den Hungerstoffwechsel zu verlassen, sollte jedoch nicht dazu dienen, dass Magersüchtige noch dünner werden. Sie soll auch nicht dazu dienen, das stark Übergewichtige an den üppigen Tagen hemmungslos gigantische Mengen essen. An den üppigen Tagen sollte etwas mehr gegessen werden, als man verbraucht. Der Schwerpunkt sollte dabei auf eiweißreicher Nahrung, und je nach sportlicher Belastung auf vermehrtem Kohlenhydraten liegen. Mit den Fetten sollte man sich auch an den üppigen Tagen eher zurückhalten.

Gezügeltes Essen

Eine Ernährungsweise, bei der man streng auf die Kalorien oder die Gesundheit der Nahrung achtet und sich beim Essen viel verbietet, wird als "gezügeltes Essen" oder "kontrolliertes Essen" bezeichnet.

Was einerseits wie aus einem Diätratgeber stammend klingt, gilt auf der anderen Seite als Abnehmhindernis und Ursache für Übergewicht.

"Ja, was denn nun?" mag man sich irritiert fragen.

Einerseits soll man sich beim Essen ständig kontrollieren und nur erlaubte Nahrungsmittel essen und andererseits soll genau das dick machen?

Wenn man genauer hinschaut, stellt man fest, dass die beiden so unterschiedlichen Sichtweisen von verschiedenen Experten geäußert werden. Der eine verlangt Kontrolle, der andere verdammt sie.

Dabei ist an beiden Sichtweisen etwas dran.

Wenn man hemmungslos alles in sich hineinschlingt, was man an Süßigkeiten und fetter Nahrung nur finden kann, wird fast jeder Mensch erheblich zunehmen. Daher ist die Empfehlung plausibel, kalorienreiche Nahrung nicht in enorm großen Mengen zu vertilgen, sprich, sich beim Essen zu kontrollieren.

Viele Verfechter von verbotsreichen Ernährungsweisen und Diäten schütten das Kind jedoch mit dem Bade aus und verbieten sehr streng nahezu jeden üppigen Genuss. Diejenigen, die sich nach diesen Ernährungslehren richten, dürfen nur aus einen kleinen Nahrungsmittel-Angebot auswählen und auch Sattessen ist häufig verboten.

Daraus entwickeln sich dann die gezügelten Esser, die sich nur noch nach Verbotslisten ernähren, Kalorien zählen und sich vieles verkneifen, was ihnen schmeckt.

Die vielen Verbote vermitteln dem Esser das Gefühl einer Hungersnot. Daher wird der Körper versuchen, seine Fettreserven möglichst lange zu erhalten. Das Abnehmen gelingt also nur langsam oder überhaupt nicht.

Gezügeltes Essen ist auch eine besonders perfide Art des Stresses. Im Vertrauen darauf, dass es ihnen mit der strengen Ernährung besser geht, kasteien sich die Betroffenen und leiden unter den Verboten.

Durch diesen Dauerstress kommt es zu vermehrten Cortisol-Ausschüttungen und dadurch zu Übergewicht, vor allem im Bauchraum.

Bei der Esskontrolle sollte man also beide Extreme vermeiden.

Sowohl hemmungsloses Schlemmen über einen längeren Zeitraum als auch zu strenge Verbote bewirken letztlich Übergewicht.

Richtig ist es, wenn man sich satt isst und dabei aber die besonders kalorienreichen Nahrungsmittel einschränkt.

Wichtig ist auch, dass man isst, was einem schmeckt und gut bekommt. Nur so kann man sich mit seiner Ernährungsweise dauerhaft wohl fühlen.

Heißhunger

Der Heißhunger ist einer der größten Quälgeister von Übergewichten.

Viele fragen sich, woher der mächtige Heißhunger kommen mag.

Heißhunger kann mehrere verschiedene Ursachen haben. Je nach Ursache gibt es auch verschiedene Wege, den Heißhunger zu besiegen.

Eine häufige Ursache für Heißhunger sind Diäten. Wenn man sich zu viel verbietet und zu wenig oder nicht die bevorzugten Nahrungsmittel isst, dann tritt Heißhunger als natürliche Folge des Mangelgefühls auf. Je strenger besonders geliebte Nahrungsmittel verboten sind, desto stärker wird der Heißhunger.

Heißhunger kann aber auch durch einen Mangel an bestimmten Nährstoffen auftreten. Dabei geht es einerseits um die sogenannten Makro-Nährstoffe: Kohlenhydrate, Fette und Proteine. Aber vor allem geht es auch um die Mikro-Nährstoffe: Vitamine, Mineralien und Spurenelemente.

Gerade der Mangel an Mikronährstoffen kann mitunter sehr merkwürdige Heißhunger-Situationen hervorrufen: Da träumt die schwangere Vegetarierin plötzlich von dicken Steaks, weil sie Eisen und Proteine braucht. Der teilweise bizarre Heißhunger von Schwangeren ist sowieso berüchtigt. Er basiert meistens auf Mangel an Mikronährstoffen.

Etwas überraschend kann die Tatsache sein, dass Schokoladen-Heißhunger häufig auf einen Magnesium-Mangel zurück zu führen ist, weil Schokolade Magnesium enthält. Wenn man durch magnesiumreiche Nahrung oder Magnesium-Präparate den Magnesiumbedarf stillt, verschwindet der Schokoladen-Hunger oft ganz von alleine.

Abendlicher Heißhunger

Ein besonders hartnäckiger Heißhunger kann abends auftreten. Viele Menschen haben tagsüber keine Probleme mit ihrer Ernährung und abends packt sie mehrmals der Hunger und der Appetit. Alles was tagsüber gut funktioniert, läuft abends aus dem Ruder.

Die Ursache für den abendlichen Heißhunger ist noch nicht vollständig geklärt. Man kann wohl davon ausgehen, dass es viele Gründe dafür gibt, dass der Heißhunger ausgerechnet abends zuschlägt.

Ein wichtiger Grund für den abendlichen Heißhunger ist bestimmt, dass man tagsüber noch genug psychische Kraft hat, um den Versuchungen zu widerstehen. Abends wird man allmählich müde und es fällt schwerer zu widerstehen.

Auch wenn die Ursache für den abendlichen Heißhunger nicht vollständig geklärt ist, gibt es doch eine Methode, die bei den meisten Menschen sehr zuverlässig gegen den abendlichen Heißhunger hilft.

Wenn man bei der Abendmahlzeit weitgehend auf Kohlenhydrate verzichtet, drängt der Heißhunger anschließend weniger stark als mit einem kohlenhydratreichen Abendessen. Das mag am Insulin liegen, dass durch kohlenhydratreiche Mahlzeiten ausgeschüttet wird, aber dadurch wird nicht erklärt, warum Insulin abends stärkeren Heißhunger auslösen soll als tagsüber.

Die genaue physiologische Erklärung ist jedoch zweitrangig, so lange es funktioniert.

Wenn sich der Heißhunger trotz kohlenhydratarmer Abendmahlzeit meldet, kann man ein Glas Wasser trinken. Dabei können an einem Abend durchaus einige Gläser Wasser zusammenkommen. Das Wasser füllt nicht nur kurzfristig den Magen, sondern verbessert auch die Durchblutung des Gehirns und fördert die Endorphin-Ausschüttung, ganz ähnlich wie süße Snacks.

Gedanklich kann man dem abendlichen Heißhunger auch dadurch begegnen, dass man sich bewusst macht, dass man beim Ausruhen auf dem Sofa und beim Schlafen im Bett sehr gut Fett verbrennen kann, es sei denn man hat spätabends noch reichlich Kohlenhydrate verzehrt.

Man muss doch nur...

Einer der schlimmsten Sätze von Naturschlanken und Ernährungsberatern beginnt mit "Man muss doch nur".

Der Satz geht dann meistens weiter mit Empfehlungen wie:

- sich ein wenig zusammenreißen.
- etwas bewusster essen.
- den Hintern mal in Bewegung setzen.
- auf Süßigkeiten verzichten.
- Zucker und Weißmehl ersetzen.
- positiv denken.

Diese Sätze gehen im Allgemeinen davon aus, dass es sich nur um eine Kleinigkeit handelt, die verändert werden muss. Sobald man die winzige Änderung vollzogen hat, stünde dem Idealgewicht nichts mehr im Wege.

Häufig werden solche Sätze von Menschen geäußert, die ihre Weihnachtspfunde durch einen Obsttag oder einige Spaziergänge spielend leicht wieder loswerden.

Manchmal sind die vermeintlichen Kleinigkeiten auch gewaltige Veränderungen. Denn wenn man beispielsweise Zucker und Weißmehl konsequent weglassen will, ist ein Großteil der Produkte im Supermarkt plötzlich tabu. Viele Menschen vertragen auch weder Vollkorn noch Fruchtzucker, sodass die Alternativen zu Zucker und Weißmehl sehr spärlich sind.

Für Übergewichtige mit hartnäckigem Übergewicht sind solche Ratschläge, die suggerieren, wie einfach es doch sei, schlank zu werden, eine fatale Gemeinheit.

Für die Betroffenen ist es nämlich keine Kleinigkeit abzunehmen. Es stellt eine enorme Leistung dar, wenn ihnen das Abnehmen dauerhaft gelingt.

Wenn man ihnen jedoch vormacht, das Abnehmen sei einfach, dann wiegt man sie in falscher Hoffnung. Wenn das Abnehmen dann nicht so einfach funktioniert wie versprochen, fühlen sich die Übergewichtigen noch unfähiger als zuvor. Der dadurch hervorgerufene Stress macht noch dicker.

Übergewichtige, die bereits wissen, dass Abnehmen für sie keine Kleinigkeit ist, merken sofort, dass sie eigentlich beleidigt werden, wenn jemand sagt, man müsste doch nur. Auch das bedeutet dickmachenden Stress.

Wenn Sie übergewichtig sind, lassen Sie sich nicht verschaukeln und beleidigen von Menschen, die Ihnen weismachen wollen, Abnehmen sei eine Kleinigkeit.

Stehen Sie selbstbewusst dazu, dass Sie eine große Aufgabe vor sich haben.

Jetzt ist es sowieso egal

Der Gedanke "Jetzt ist es sowieso egal" steht dem vorherigen Thema in nichts nach. Auch mit dieser Einstellung kann man jedes Abnehmvorhaben boykottieren.

Vor allem bei strengen Diäten oder Ernährungsvorschriften tritt dieses Problem häufig auf. Wenn damit gedroht wird, dass bereits kleinste Verstöße den Erfolg zunichte machen, dann neigen viele Menschen dazu, ihr Vorhaben hinzuwerfen, wenn sie etwas Unerlaubtes gegessen haben.

Die Logik dahinter ist eigentlich einleuchtend. Eine Diätvorschrift sagt, dass man keinesfalls bestimmte Nahrungsmittel essen soll. Wenn man dann doch eines der verbotenen Nahrungsmittel isst, dann kann die Diät angeblich nicht erfolgreich sein. Logischerweise ist es dann egal, ob man weiter nach der Diät lebt oder alles aufgibt - es ist sowieso alles verloren.

Diäten und Ernährungsvorschriften, die so strenge Regeln aufstellen, sind von vorneherein zum Scheitern verurteilt. Bei einer Änderung der Essgewohnheiten mit viel Verboten, ist es das Natürlichste der Welt, dass die Regeln hin und wieder gebrochen werden. Eine Ernährungsvorschrift, die das nicht berücksichtigt und mit Versagen der ganzen bisherigen Bemühungen droht, macht die Rechnung ohne die beteiligten Menschen.

Menschen sind keine perfekten Ernährungsmaschinen. Sie haben Vorlieben und Gewohnheiten. Der Appetit wird zudem vom Unterbewussten gesteuert. Da hat der Verstand nicht viel mitzureden.

Bei einer Ernährungsvorschrift sollte der Mensch berücksichtigt werden mit all seinen Vorlieben und seinem Unterbewussten.

Das gilt auch, wenn man sich die Regeln selber macht.

Viele Übergewichtige nehmen sich ganz fest vor: "Ab sofort esse ich nie wieder Süßigkeiten" oder "ich ernähre mich künftig nur noch von Gemüse und Vollkorn".

Solche strengen Regeln sind zum Scheitern verurteilt.

Daher sollte man eine Ernährungsumstellung nur in kleinen Schritten durchführen. Wichtig bleiben dabei immer die eigenen Vorlieben, auch wenn sich diese im Laufe der Zeit ändern können.

Wenn man dann einmal seine selbst gesetzten Regeln bricht, macht man einfach am nächsten Tag wieder weiter mit seiner schlank machenden Ernährung.

Am besten plant man Ausnahme-Situation gleich mit ein, wenn man seine neue Ernährungsweise plant. Ausnahmen für Festtage, für Gäste, für Restaurant-Besuche und für die großen Gelüste hin und wieder.

Mäßigung lernen

Mäßigung gilt als Schlüssel zu einer dauerhaft schlanken Figur.

In gewisser Weise ist das auch sehr einleuchtend, denn wer sich sein Leben lang mäßigt und nie zu viel isst und regelmäßig, aber mäßig Sport treibt, ist kaum in Gefahr, dick zu werden. Nur eine Schilddrüsenunterfunktion oder ähnliche Krankheiten können bei dieser gemäßigten Lebensweise zu starkem Übergewicht führen.

Wenn Übergewichtige sich beim Essen mäßigen, dann würden auch sie langsam aber sicher abnehmen und schlank werden, besagt das Konzept der Mäßigung.

Dieses Konzept wird in vielen Fällen sogar funktionieren.

Doch leider ist der Weg zurück meistens ein anderer als der Hinweg, zumindest wenn es um Zunehmen und Abnehmen geht.

Eine Lebensweise, die sehr gut dafür geeignet ist, dauerhaft schlank zu bleiben, ist oft nicht dazu geeignet, vorhandenes Übergewicht abzubauen. Durch das Übergewicht hat sich nämlich der Stoffwechsel verändert und der Körper reagiert völlig anders als im schlanken Zustand.

Mäßigung allein wird für viele Übergewichtige also nicht ausreichen, um sie schlank zu machen, aber sie stellt einen wichtigen Baustein dar auf dem Weg zur Schlankheit.

Man könnte also einfach vorschlagen: Mäßigen Sie sich beim Essen. Essen Sie weder zu viel noch zu wenig.

Ein guter Ratschlag. Für viele Übergewichtige ist es aber extrem schwierig, sich zu mäßigen. Das hängt mit ihrer psychischen Grundnatur zusammen. Viele übergewichtige Menschen leben in Extremen. Sie essen entweder extrem viel oder extrem wenig.

Darum sind auch strenge Crash-Diäten so beliebt. Mit extrem wenig Essen erreicht man in extrem kurzer Zeit sein Traumgewicht. Zumindest ist das die Hoffnung bei einer Crash-Diät. Den Betroffenen fällt es oft leichter, sich für eine begrenzte Zeit extrem zu kasteien, als sich über einen langen Zeitraum zu mäßigen.

Tag für Tag nur so viel zu essen, bis man satt ist und nie mal über die Stränge schlagen, das fällt extrem veranlagten Menschen schwer.

Wenn man zu Extremen neigt, hat das durchaus auch gewisse Vorteile.

Bei Bedarf sind diese Menschen extrem leistungsfähig, sie scheuen keine Grenzen. Die Helden und Entdecker dieser Welt sind unter den Extremen zu finden. Auch viele Künstler oder erfolgreiche Unternehmer lieben die Extreme.

Die Neigung zu Extremen birgt aber auch viel problematisches Potential. Süchte entstehen häufig durch den Drang zu Extremen und eben auch oft Übergewicht.

Bei Übergewichtigen mit einer extremen Lebensweise wechseln Zeiten der Völlerei mit Zeiten der strengen Askese ab. Beides führt letztlich zu Übergewicht, das durch diese Kombination mitunter sehr extrem werden kann.

Wenn die Betroffenen dauerhaft schlanker werden wollen, müssen sie sowohl auf Völlerei als auch auf Askese verzichten. Eine dauerhaft schlanke Figur ist für sie nur mit Mäßigung möglich.

Die Mäßigung zu akzeptieren und zu lernen ist für die Betroffenen enorm schwierig, weil sie dem Naturell widerspricht.

Der spontane Entschluss der Betroffenen, wenn sie verstehen, dass Mäßigung nötig ist, ist ihrem Wesen entsprechend oft: "ab sofort lebe ich extrem gemäßigt."

Dieser Entschluss ist jedoch zum Scheitern verurteilt, denn er birgt ja schon wieder das Extrem in sich. Das Extrem tendiert dazu, wie ein Pendel ins andere Extrem umzuschwenken. Das passt überhaupt nicht zur Mäßigung.

Extreme Menschen müssen Mäßigung in kleinen Schritten lernen.

Der Lernprozess kann sich über Jahre hinziehen. Aber schon von Anfang an können sich die einzelnen Schritte der Mäßigung positiv auf die Figur und die Lebensqualität auswirken.

Lern-Beispiele

Wie man die einzelnen Lernschritte gestaltet, hängt von der persönlichen Lebensweise und den eigenen Schwächen ab.

Daher kann es keine allgemeingültige Empfehlung geben, wie man Mäßigung schrittweise lernen kann.

Einige Beispiele können jedoch Anregungen geben.

Mäßigung für den Abend-Heißhunger

Wenn das größte Problem der Heißhunger am Abend darstellt, kann man dem auf Seite 103 beschriebenen Vorschlag folgen.

Das bedeutet eine kohlenhydratarme Abendmahlzeit, die vorwiegend aus Gemüse oder Salat und proteinreicher Nahrung wie Fleisch, Fisch oder Milchprodukten besteht. Gegessen wird bis man satt ist, aber nicht darüber hinaus.

Anschließend wird nichts mehr gegessen und möglichst nur noch Wasser getrunken. Davon kann man trinken, so viel wie man will. Wer viel Wasser trinkt, kann dem Wasser winzige Mengen gutes Meersalz beifügen, um genügend Mineralien zu haben.

Wer gerne abends Wein oder Bier trinkt, sollte diesen Genuss auf zwei bis drei Mal in der Woche beschränken und dann jeweils nur ein bis zwei Gläser trinken.

Hier greift gleich an zwei Stellen das Thema Mäßigung:

- Sattessen, aber nicht vollstopfen.
- Trinkgenuss, aber nur ab und zu und eher geringe Mengen.

Bei Festen und Einladungen wird die Regel einfach außer Kraft gesetzt. Nur wenn man ständig Feste und Einladungen hat, muss man sich dazu eine Sonderlösung einfallen lassen.

Wenn es einem gelingt, sich an den meisten Tagen an die Abendregelung zu halten, kann dies bei vielen Menschen schon eine spürbare Gewichtsreduktion bringen. Einerseits wird nämlich abends nicht über die Stränge geschlagen und andererseits kann der Körper über Nacht ungehindert Fett verbrennen.

Mäßigung für den Frühstück-Verächter

Viele Menschen verzichten auf das Frühstück, weil ihnen das leichter fällt als Verzicht zu späteren Tageszeiten. Außerdem wird durch den Frühstückverzicht Zeit eingespart, die morgens besonders kostbar scheint.

Doch man hat herausgefunden, dass das Abnehmen sehr viel leichter fällt, wenn man morgens frühstückt und zwar gleich nach dem Aufstehen. Der Körper versteht dann, dass keine Notzeit ist und startet das normale Stoffwechselprogramm. Ohne Frühstück geht der Körper von einer Hungersnot aus und lässt den Stoffwechsel nur im Notprogramm laufen.

Die Extremmethode wäre es jetzt, eine Stunde früher aufzustehen und ein üppiges Frühstück anzurichten. Das fällt aber vielen langjährigen Frühstücksverächtern schwer.

Der gemäßigte Lernschritt wäre hingegen: Zunächst nur fünf Minuten früher aufstehen und eine Banane oder ein Jogurt essen. Wenn man sich daran gewöhnt hat, kann man zehn Minuten früher aufstehen und ein kleines Müsli essen.

Nach und nach spürt man, wie gut ein Frühstück tut und dann fällt es immer leichter noch ein wenig früher aufzustehen und aus dem Mini-Frühstück allmählich ein richtiges Frühstück zu machen.

Mäßigung für Großmengen-Vertilger

Bei vielen Übergewichtigen besteht das Problem, dass sie bei jeder Mahlzeit soviel essen, bis der Magen fast aus allen Nähten platzt. Da der Magen mit der Zeit wächst, essen die Betroffenen immer größere Mengen bei einer Mahlzeit.

Das Extrem wäre, immer nur ganz wenig zu essen, aber das ist weder gut für das Abnehmen (Hungerstoffwechsel) noch ist es auf Dauer durchhaltbar.

Das sinnvolle Ziel für diese Menschen ist es, immer nur so viel zu essen, bis sie satt sind. Aber auch dieses Ziel lässt sich häufig nicht auf einen Schlag erreichen.

Der gemäßigte Lernschritt wäre also: bei einer Mahlzeit nur so viel essen, bis man satt ist. Das endgültige Sättigungsgefühl tritt häufig erst nach 20 Minuten ein. Vorher verspürt man die Sättigung nur leicht.

Vor allem Menschen, die sich regelmäßig überessen, haben verlernt, Sättigung zu spüren. Sie nehmen Sättigung als starken Druck im Bauchraum wahr, wenn der Magen überdehnt ist. Dieses Gefühl sind aber eher Magenschmerzen als Sättigung. Bei Sättigung gibt es weder Druck noch Schmerzen.

Am Anfang braucht man daher möglicherweise äußerliche Unterstützung, um die sättigende Menge besser einschätzen zu können.

Der Teller sollte nicht allzu groß sein und nicht allzu voll gehäuft. Auf einen Nachschlag verzichtet man besser.

Zwei Gläser Wasser vor der Mahlzeit verstärken das Sättigungs-Gefühl.

Wenn man es nach einer Weile problemlos schafft, bei einer Mahlzeit bei Erreichen der Sättigung aufzuhören, dann nimmt man eine weitere Mahlzeit hinzu und noch später die dritte Mahlzeit.

Im Laufe der Zeit wird auch der Magen wieder schrumpfen, was die Sättigungs-Fähigkeit deutlich verbessert.

Mäßigung für Dauerkauer

Manche übergewichtige Menschen essen zu den Mahlzeit nur kleine Mengen, aber sie haben zwischendurch ständig das Bedürfnis zu essen.

Das kann einerseits mit dem Bedürfnis nach oraler Befriedigung zusammenhängen. Schließlich sendet das Gehirn die Belohnungshormone Endorphine aus, wenn man etwas isst.

Es kann aber auch eine Gewohnheit sein, die sich bis in den Stoffwechsel auswirkt. Wenn der Körper ständig neue Nahrung bekommt, dann gewöhnt er sich daran, seine Energie aus diesen frischen Nährstoffen zu beziehen. Er verlernt es mehr oder weniger, die Energie zeitweise aus seinen Fettspeichern zu beziehen.

Eine extreme Umstellung für den Dauerkauer wäre es, zwischen den Mahlzeiten gar nichts mehr zu essen. Wahrscheinlich wird diese radikale Umstellung nicht lange durchgehalten.

Eine schrittweise Mäßigung wäre es, zunächst stundenweise nicht zu essen. Wenn es in dieser Nahrungspause arg drängt, kann man Wasser trinken. Die einstündigen Pausen kann man nach einer Weile zu zwei Stunden Pause ausdehnen. So kann man sich das Dauerkauen Schritt für Schritt abgewöhnen.

Mäßigung für Schokoladen-Liebhaber

Zahlreiche Übergewichtige haben weniger mit der Menge ihres Essens ein Problem, sondern damit, dass sie besondere Vorlieben für kalorienreiche Nahrungsmittel haben.

Hier ist insbesondere der Schokoladen-Konsum sehr beliebt, wohl weil Schokolade in mehrfacher Hinsicht das Belohnungszentrum im Gehirn aktiviert.

Die Problematik ist aber für Gummibärchen-Fans, Tortengenießer oder Chips-Knabberer die gleiche wie für Schokoladen-Liebhaber. Auch die Abgewöhnstrategie für das Suchtverhalten ist ähnlich. Als Beispiel wird nachfolgend von Schokolade gesprochen.

Die Extrem-Methode wäre das abrupte totale Schokoladen-Verbot auf Lebenszeit. Solche Verbote werden meistens nur kurzzeitig durchgehalten. Besser ist es, wenn man einen vernünftigen Umgang mit den Verführungen lernt.

Die individuell beste Strategie hängt hierbei stark von der eigenen Persönlichkeit ab und außerdem vom Ausmaß des bisherigen Schokoladen-Konsums.

Wenn man bisher täglich zwei Tafeln isst, kann man diese Menge zunächst auf eine Tafel täglich reduzieren. Wer bisher täglich eine Tafel Schokolade isst, kann zunächst an einem Tag nur eine halbe Tafel oder gar keine Schokolade essen.

Eine weiterer Schritt wäre die Reduzierung auf einen Riegel täglich. Bei manchen Menschen funktioniert das aber nicht auf Dauer, weil dann den Rest des Tages Heißhunger auf mehr Schokolade bleibt. Diese Menschen tun sich oft leichter damit, wenn sie an den meisten Tagen ganz auf Schokolade verzichten und nur an bestimmten Tagen eine ordentliche Portion davon essen.

Wichtig ist auch, dass man die Schokolade wegräumt, so dass sie nicht immerzu zu sehen ist. Fortgeschrittenen Schokoladen-Verzichtern kann es helfen, gar keine mehr zu kaufen, dann ist die Versuchung nur gering.

Damit das Leben nicht so ganz ohne die geliebte Schokolade verläuft, kann man sich zu besonderen Gelegenheiten welche gönnen, beispielsweise zu Weihnachten als Schokoladen-Figur, zu Ostern oder zum Geburtstag.

Mäßigung für Limonaden-Trinker

Der Durst wird heutzutage gerne mit Softdrinks gestillt, darunter versteht man Cola-Getränke und kohlensäurehaltige Orangen- und Zitronengetränke.

Softdrinks gibt es mit normalem Zucker, mit Fructose-Sirup aus Mais oder mit Süßstoffen. All diese Arten von Softdrinks können die Entstehung von Übergewicht fördern, wenn man zu viel von ihnen trinkt.

Gegen ein Glas Cola ist nichts einzuwenden, aber wenn man täglich mehrere Liter davon trinkt, wird man im Normalfall dick. Auch die Light-Versionen der Softdrinks mit Süßstoff machen indirekt dick, weil sie den Appetit fördern.

Wenn man sich aber an den intensiven Geschmack der Limonaden gewöhnt hat, fällt es schwer, darauf zu verzichten.

Die extreme Variante wäre, fortan auf jegliche Softdrinks zu verzichten. Hier ist die Rückfallgefahr groß, denn es gibt durchaus Situationen, wo ein Softdrink ein passendes Getränk sein kann. Bei strengem Verbot bestünde dann die Gefahr von "jetzt ist es sowieso egal".

Bei einer gemäßigten Abgewöhnmethode würde man hingegen den Limonaden-Verbrauch zunächst einmal halbieren, entweder jeden Tag oder an manchen Tagen darauf verzichten.

Parallel dazu sollte man sich an andere Getränke gewöhnen, um den Durst zu stillen. Optimal dafür geeignet ist Wasser. Wer an Cola gewöhnt ist, mag meistens zunächst kein Wasser, aber das ist eine Sache der Gewohnheit.

Wenn die Halbierung der Limonaden-Menge gut funktioniert, kann man den Softdrink-Verbrauch weiter reduzieren. Bis man schließlich nur noch zu besonderen Gelegenheiten solche Getränke trinkt. Manche Menschen verlieren auch vollständig die Lust daran.

Mäßigung beim Sport

Beim Thema Sport spielt die Mäßigung eine besonders wichtige Rolle.

Die Extreme liegen entweder auf dem Sofa oder in der sportlichen Überforderung. Beides macht potentiell krank.

Wenn man sich körperlich überfordert, weil man plötzlich sehr intensiv Sport treibt, funktioniert das meistens nur kurze Zeit, denn es kommt zu Verletzungen, Krankheiten oder massiver Unlust.

Die Sofa-Variante braucht länger, um krank zu machen, aber dafür sind die gesundheitlichen Probleme dann umso hartnäckiger.

Beim gemäßigten Umgang mit Sport und Bewegung orientiert man sich an den aktuellen körperlichen Fähigkeiten.

Wer lange keinen Sport mehr getrieben hat, kann mit kleinen Spaziergängen oder kurzen Radfahrten beginnen. Auch wenn man die Treppe anstatt des Aufzugs benutzt, ist es schon ein guter Anfang.

Wenn der Körper nach einer Weile etwas fitter geworden ist, kann man die Spaziergänge zu Wanderungen ausdehnen, richtige Radtouren unternehmen oder andere Sportarten nach Lust und Laune betreiben.

Die Steigerung des Sportpensums sollte immer an die körperlichen Fähigkeiten angepasst sein.

Das heißt nicht, dass man nach einer längeren Tour oder einem anstrengenden Training nicht auch mal einen Muskelkater haben darf. Eine gewisse Herausforderung ist durchaus sinnvoll, denn das steigert die Leistungsfähigkeit und macht Spaß.

Aber die Herausforderung darf nicht zur Überforderung werden.

Verbote

Auch die Frage, wie man mit Verboten umgeht, passt zum Thema Mäßigung.

Der extreme Umgang mit Verboten wären entweder das strenge Verbot oder auf der anderen Seite das totale Laissez Faire ohne Verbote und Einschränkungen. Beides fördert auf Dauer das Übergewicht, zumindest wenn man zu exzessivem Verhalten neigt.

Doch wie geht man damit um, wenn man sich selbst Regeln setzen will?

Sollte man seine Lebensweise streng regulieren oder sollte man es locker nehmen? Auf dem Weg der Mäßigung liegt der sinnvolle Umgang mit Verboten in der Mitte.

Bei der Planung seiner persönlichen Regeln ist es sinnvoll, wenn man berücksichtigt, dass man ein Mensch ist. Auch seine persönlichen Vorlieben und Schwächen sollte man einplanen.

Man sollte sich möglichst nichts absolut und für immer verbieten. Solche strengen Regeln sind zum Scheitern verurteilt.

Viel erfolgreicher ist es, wenn man sich beispielsweise ein oder mehrere Tage in der Woche einplant, an denen es lockerer zugeht, Tage mit Leckereien, auch wenn sie kalorienreich sind.

Auch zu besonderen Gelegenheiten sollten andere Regeln gelten als im Alltag. So kann man unbesorgt Weihnachten feiern oder einen Verwandtenbesuch genießen.

Die üppigen Tage dienen nicht nur dazu, die Seele zu besänftigen. Auch der Körper merkt, dass keine Notzeiten angebrochen sind. Daher arbeitet der Stoffwechsel mit Volldampf und das Abnehmen gelingt leicht.

Kleine und große Sünden

Auch bei sinnvollen Verbotsregelungen, die den Menschen berücksichtigen, kann es passieren, dass man gegen seine Regeln verstößt.

Sollte man sich für Regelverstöße streng bestrafen oder sollte man es locker nehmen?

Auch hier empfiehlt sich wieder der Mittelweg.

Gewisse Sündenfälle sollte man in seinem persönlichen Regelwerk am besten mit einplanen. Dann entfällt das schlechte Gewissen, wenn es so weit ist, dass man seine Regeln bricht.

Auch bei nicht vorhergesehenen kleinen Sünden ist es wohl sinnvoll, wenn man sich deswegen nicht besonders grämt. Ein schlechtes Gewissen bedeutet nämlich Stress und Stress macht bekanntlich dick.

Aber wie verhält man sich, wenn man massiv gegen die eigenen Abnehmregeln verstößt?

Wenn man sich massive und dauerhafte Regelverstöße einfach durchgehen lässt, dann ist die Wahrscheinlichkeit groß, dass man schnell vollständig in sein altes Verhalten zurückfällt.

Bei schwerwiegenden Regelverstößen, die über einen längeren Zeitraum andauern, beispielsweise zwei Wochen lang täglich in Schokolade schwelgen, ohne dass ein Ende absehbar ist, reicht es auch nicht, wenn man eine extra Sporteinheit einlegt oder mal bei einer Mahlzeit weniger isst. Auch eine intensive Selbstbestrafung mit starker Kasteiung wird kaum helfen, sondern eher den Frust verstärken.

Stattdessen kann es nötig sein, dass man sein Abnehmkonzept überdenkt.

Wenn man zu dem Schluss kommt, dass die selbst gesetzten Regeln im Prinzip sinnvoll sind, dann kann man den großen Sündenfall zu den Akten legen und einfach wieder weiter machen mit seinem Abnehmvorhaben.

Vielleicht kommt man aber auch zu dem Schluss, dass man sich zu strenge Regeln gesetzt hat und auf zu viel verzichten muss. Dann sollte man seine Regeln entsprechend ändern.

Vielleicht braucht man auch ab und zu Urlaub vom Abnehmen, denn ein Abnehmvorhaben kann sich schließlich über mehrere Jahre hinziehen. Ein Abnehm-Urlaub sollte jedoch nicht dazu führen, dass man alles, was man in einem Jahr abgenommen hat, in kurzer Zeit wieder zunimmt. Das führt nämlich anschließend zu ausgeprägtem Frust.

Erfolgreich Ziele setzen

Als Ziel kann man sich natürlich setzen: "Ich will zehn Kilo abnehmen."

Das ist schnell gesagt, kurz und bündig. Doch ist es als Ziel aus sinnvoll und wirkungsvoll?

Der Verstand versteht, was mit dem Ziel, zehn Kilos abzunehmen gemeint ist.

Bildhafte Ziele

Aber das Unbewusste, das letztlich darüber entscheidet, ob das Abnehmen funktioniert oder nicht, hat keine Vorstellung von Zahlen oder abstrakten Zielen.

Damit das Unterbewusste mitmachen kann, müssen die Ziele bildhafter ausgedrückt werden.

Bildhafte Ziele wären beispielsweise:

- Ich will in schicke Kleider passen.
- Ich will mich am Strand wohlfühlen.
- Ich will stolz auf meinen Körper sein.
- Ich will beweglich sein.

Die bildhaften Ziele müssen natürlich zu Ihren eigenen Wünschen passen. Lassen Sie Ihrer Phantasie freien Lauf und wünschen Sie sich, was Sie durch das Abnehmen erreichen wollen.

Wenn Sie sich für ein oder mehrere bildhafte Ziele entschieden haben, schreiben Sie diese Ziele auf.

Schließen Sie dann die Augen und stellen Sie sich die Ziele möglichst plastisch vor.

Fühlen Sie bei der Vorstellung der Ziele, ob es sich wirklich gut anfühlt.

Streichen Sie Zielvorstellungen, die sich nicht gut anfühlen.

Die besten Zielvorstellungen können Sie sich dann einzeln auf ein Stück Papier schreiben und dort aufhängen, wo Sie oft hinschauen.

Dabei kann Ihnen auch der Abnehmplan am Ende dieses Buches helfen (Siehe Seite 129).

Praktische Ziele

Die bisher genannten Beispielziele haben den Nachteil, dass man es nur teilweise selbst in der Hand hat, ob und wie schnell man sie erreicht.

Doch was ist, wenn das Abnehmen für eine Weile stockt, obwohl man sich wie geplant ernährt und viel Sport getrieben hat? Dann kommt zum Frust über die Abnehmpause auch noch das Gefühl des Versagens, weil man sein Ziel nicht wunschgemäß erreicht.

Dabei hat man eigentlich guten Grund dazu, stolz auf sich zu sein, weil man in Hinblick auf das eigene Verhalten sehr viel erreicht hat.

Daher ist es sinnvoll, sich außer den Zielen für das Endergebnis auch noch Ziele für das eigene Verhalten zu setzen.

Beispiele für solche Verhaltensziele:

- Ich will nur noch eine Tafel Schokolade wöchentlich essen.
- Ich will jeden Morgen frühstücken.
- Ich will abends kohlenhydratarm essen.
- Ich will drei Mal in der Woche Sport treiben.
- Ich will zwei Mal im Monat wandern gehen.
- Ich will mich im Fitnessstudio anmelden.

Bei diesen Zielen ist man selbst der Steuermann. Wenn man sie erreicht, kann man zufrieden mit sich sein, selbst wenn es mit dem Abnehmen nicht so schnell gehen sollte wie erhofft.

Bei einer Abnehmpause, die länger als einen Monat andauert, sollte man übrigens seine Abnehmstrategie überprüfen. Informationen dazu finden Sie auf Seite 48.

Erreichbare Zielsetzung

Bei den Zielen ist es wichtig, dass man sie sich nicht zu hoch setzt.

Was nützt ein Ziel, das man nicht erreichen kann? Solch ein Ziel sorgt nur für Frust und Frust macht dick.

Daher ist es wichtig, dass man seine Ziele so festlegt, dass sie erreichbar sind.

Erreichbar sollten die Ziele sein, aber auch eine gewisse Herausforderung darstellen. Eine Herausforderung ist nämlich spannender und interessanter als ein Ziel, dass zu einfach ist und dadurch schnell langweilig wird.

In Kilos ausgedrückt, sollten Sie sich nicht mehr als 20 Kilos im Jahr oder zwei Kilos im Monat vornehmen. Alles andere schadet Ihrem Stoffwechsel, fördert den Jojo-Effekt und lässt die Haut schlaff werden.

Wenn Sie bereits ausgiebige Erfahrung mit dem Abnehmen gemacht haben, und wissen, dass es bei Ihnen langsam geht, kann es durchaus sein, dass Sie zu dem Schluss kommen, dass schon fünf Kilo in einem Jahr ein toller Erfolg wären. Bei fünf Kilos pro Jahr ist die Wahrscheinlichkeit hoch, dass die Haut mit dem Fettverlust mitschrumpfen kann und daher straff bleibt. Wenn man über mehrere Jahre hinweg jedes Jahr fünf Kilo abnimmt, kommt auch eine ordentliche Menge zusammen. Falls Sie Ihr Abnehmziel wider Erwarten schneller erreichen, dann freuen Sie sich einfach.

Wer nur sehr wenig Übergewicht hat, für den gelten natürlich entsprechend geringere Abnehmmengen. Aber auch bei insgesamt geringen Fettpolstern sollte das Abnehmen nicht zu schnell gehen, um gut auszusehen und den Jojo-Effekt zu vermeiden.

Vermeidungsziele vermeiden

Bei Ihrer Zielsetzung spielt es eine wichtige Rolle, ob Ihre Ziele positiv sind oder ob es sich um Vermeidungsziele handelt.

Ein positives Ziel wäre beispielsweise: Ich will mich am Strand wohlfühlen.

Ein Vermeidungsziel wäre: Ich will nicht mehr gemobbt werden.

Das Unterbewusste versteht keine Negationen. Deshalb schaden Vermeidungsziele eher als dass sie etwas nützen. Wenn man sich ein Vermeidungsziel setzt, dann denkt man dabei an das, was man vermeiden will und verstärkt es dabei. Das ist bei Vermeidungszielen aber alles andere als erwünscht. Schließlich will man den Inhalt seines Zieles ja vermeiden und nicht verstärken.

Bei der Formulierung seiner Ziele sollte man daher alles streichen, was ein Vermeidungsziel ist.

Der innere Schweinehund als Verbündeter

Der innere Schweinehund soll angeblich an allem Schuld sein. Er ist daran schuld, wenn wir mal wieder zur Schokolade gegriffen haben, auch für die große Portion Pommes ist er verantwortlich. Und wenn wir statt im Fitnessstudio zu schwitzen, lieber auf dem Sofa liegen, ist auch der innere Schweinehund daran schuld.

Vielleicht ist es auch nicht der innere Schweinehund, der Schuld an all dem ist, sondern die schwache Selbstdisziplin, die auf den inneren Schweinehund reingefallen ist.

So oder ähnlich ist die übliche Vorstellung vom inneren Schweinehund und seinen Schandtaten.

Doch was ist der innere Schweinehund eigentlich?

Der innere Schweinehund ist der Teil des Unterbewusstseins, das uns davon abhält, unsere bewusst gefassten Pläne durchzuführen.

Zuerst sprach man beim Militär vom inneren Schweinehund. Das liegt nahe, denn beim Militär muss man vieles tun, zu dem man nicht die geringste Lust hat. Da geht es nicht nur um nächtliche Märsche im Regen mit enorm viel Gepäck, sondern im Ernstfall auch darum, sich auf dem Schlachtfeld dem Tod zu stellen. Kein Wunder, dass viele der Soldaten das Befohlene nicht ausführen wollten und dass ihr innerer Schweinehund sich zu Wort meldete.

Bei genauer Betrachtung dieser Situation drängt sich heutzutage sofort die Frage auf: ist es nicht berechtigt, dass der innere Schweinehund seinen Menschen vor dem Tod auf dem Schlachtfeld und regennassen Märschen bewahren will? Ist der innere Schweinehund tatsächlich ein Feind?

Nein, der innere Schweinehund ist eigentlich kein Feind, denn er will nur unser Bestes.

Der innere Schweinehund kümmert sich darum, dass wir uns nicht überfordern, und dass wir nicht verhungern. Eigentlich ist er unser bester Freund.

Veraltete Ansichten des Schweinehundes

Doch in mancher Hinsicht hat der innere Schweinehund ziemlich veraltete Vorstellungen. Er glaubt immer noch, dass Nahrung auch für uns knapp ist und dass jederzeit eine Hungersnot droht. Durch Diäten wird diese Vorstellung unterstützt. Wer schon viele Diäten gemacht hat, braucht eine Menge Überzeugungskraft, um seinem inneren Schweinehund klar zu machen, dass es hierzulande jede Menge Nahrung gibt.

Ähnlich sieht es auch mit der Bewegung aus. Basierend auf der Erfahrung unserer Vorfahren, ist der innere Schweinehund davon überzeugt, dass wir mit großem körperlichen Einsatz für unseren Lebensunterhalt sorgen müssen. Lange Märsche auf der Jagd und schwere Arbeit auf den Feldern sind für das Überleben notwendig. Daher ist es sinnvoll, jede unnötige Bewegung zu meiden, um Kräfte zu sparen. Doch in den Industrieländern müssen nur noch wenige Menschen körperlich hart arbeiten. Die meisten arbeiten vorwiegend mit dem Kopf und der Körper ist eher unterfordert.

Unser innerer Schweinehund empfiehlt uns daher Verhaltensweisen, die unserer heutigen Situation in den Industrieländern nicht angemessen sind.

Den inneren Schweinehund überzeugen

Über diesen Irrtum sollten wir unseren inneren Schweinehund aufklären, damit er Bescheid weiß.

Das ist natürlich nicht ganz einfach, denn ein einzelnes Gespräch mit dem inneren Schweinehund wird kaum ausreichen, um ihn zu überzeugen. Damit er glaubt, dass immer genug Nahrung da ist, sollten wir unseren Körper auch immer mit ausreichend Nahrung versorgen. Das fängt schon mit dem Frühstück an und hört erst mit einem sättigenden Abendessen auf. Der innere Schweinehund wird die Tatsache des Nahrungsüberflusses nur glauben, wenn der Körper immer satt wird.

Nur dann hört der innere Schweinehund auf, uns mit seinen Schokoladenträumen oder dem Wunsch nach dem riesigen Schweinebraten in den Ohren zu liegen.

Hören Sie auf den Schweinehund

Auf der anderen Seite ist es oft auch wichtig, auf den inneren Schweinehund zu hören.

Hören Sie sich seine Argumente an, wenn er mal wieder nicht joggen will. Fragen Sie dazu einfach in sich hinein.

Was hat er auszusetzen an dem Plan joggen zu gehen? Ist es ihm zu kalt, zu warm, zu regnerisch? Ist er zu müde, tun ihm die Beine weh oder hasst er es, wenn Sie beim Joggen angestarrt oder ausgelacht werden?

Vielleicht sind seine Bedenken plausibel. Was nützt es Ihrer Fitness, wenn Sie sich im Regen eine Erkältung holen? Es tut Ihrer Gesundheit und Ihrer Fitness auch nicht gut, wenn Sie sich überfordern. Außerdem soll Bewegung Freude machen, denn sie wirkt am besten wenn sie außerdem gegen Stress hilft.

Für fast alle Bedenken des inneren Schweinehundes gibt es Lösungen.

Sie könnten sich beispielsweise einen Heimtrainer anschaffen und bei guten Wetter draußen, bei schlechten Wetter drinnen trainieren. Wenn Sie nach der Arbeit zu müde sind, könnten Sie es morgens oder am Wochenende mit der Bewegung versuchen. Oder Sie walken oder radeln anstatt zu joggen, weil beides weniger anstrengend ist.

Wenn Sie Ideen gefunden haben, wie Sie die Bedenken Ihres inneren Schweinhundes zerstreuen können, dann schlagen Sie ihm die Alternativen vor. Spüren Sie in sich hinein, ob Ihr innerer Schweinehund, mit den Alternativ-Vorschlägen zufrieden ist.

Wenn ja, dann führen Sie Ihr Vorhaben auf die neue Weise durch.

Sie werden sehen, dass Ihr Schweinehund Sie jetzt nicht mehr von Ihren Aktivitäten abhält, sondern eifrig mit bei der Sache ist.

Die Kraft des Unterbewussten nutzen

Wenn man sich mit seinem inneren Schweinehund arrangiert, dann hat man das Unterbewusste auf seine Seite gezogen.

Ihr Unterbewusstes arbeitet also nicht mehr gegen Ihre bewussten Entscheidungen, sondern zieht mit Ihnen gemeinsam an einem Strang.

Da das Unterbewusste sehr viel stärker ist, als der bewusste Verstand, haben Sie einen doppelten Vorteil, wenn beide gemeinsam handeln.

Nicht nur, dass Ihr Unterbewusstsein, in Form des inneren Schweinehundes, Sie nicht mehr bei Ihrem Vorhaben boykottiert. Seine ganze Kraft steht Ihnen jetzt zur Seite, sodass es leicht fällt, Ihr Vorhaben umzusetzen.

Aus einem zähen Ringen wird ein kraftvolles Voranschreiten, das auch noch Freude bereitet.

Die Macht der Gewohnheit

Bei Ihrem Teamwork mit Ihrem Schweinehund und dem Unterbewussten hilft es zusätzlich, die Macht der Gewohnheit zu nutzen.

Zunächst arbeitet die Gewohnheit natürlich gegen Sie. Wenn Sie es gewohnt sind, Ihre Freizeit auf dem Sofa zu verbringen und dort viel zu knabbern, dann wird es am Anfang schwer fallen, mit dieser Gewohnheit zu brechen. Aber es lohnt sich, die dickmachende Gewohnheit durch neue Gewohnheiten zu ersetzen.

Neues Verhalten, wie beispielsweise abendliches Joggen, Gemüse-Snack, solides Frühstück oder Wassertrinken, ist zwar am Anfang ungewohnt.

Aber nach vier bis acht Wochen hat man sich an das neue Verhalten gewöhnt. Es ist eine Gewohnheit geworden.

Das gelingt am besten, wenn man die neue Tätigkeit regelmäßig immer zur gleichen Zeit und am besten auch am gleichen Ort ausübt.

So wie sich beim häufigen Gehen über die gleiche Stelle einer Wiese ein Trampelpfad bildet, entsteht auch durch regelmäßiges Verhalten ein Gewohnheits-Trampelpfad.

Damit man solch eine Gewohnheit erneut ausführt, braucht man kaum noch Überwindung. Es ist so bequem geworden, wie auf einem gut ausgetretenen Trampelpfad zu gehen im Gegensatz zu einer hochgewachsenen Wiese mit Gestrüpp.

Eine Gewohnheit kann so tief gehen, dass man die Tätigkeit vermisst, wenn man sie mal nicht ausführen kann. Wenn es soweit ist, dann weiß man genau, dass die Tätigkeit erfolgreich zu einer neuen Gewohnheit geworden ist.

Ein Beispiel: Man meldet sich im Fitnessstudio an und geht drei Mal in der Woche trainieren. Am Anfang ist es ungewohnt aber spannend. Nach einer Weile ist es nicht mehr spannend und man muss sich vielleicht überwinden, drei Mal pro Woche hin zu gehen. Irgendwann nach vier bis acht Wochen ist der Besuch des Fitnessstudios zur Gewohnheit geworden. Wenn man es jetzt einmal ausfallen lassen muss, weil man möglicherweise einen Termin hat, dann fehlt einem das Fitnessstudio, man vermisst es. Aus dem anfangs ungewohnten Gang ins Fitnessstudio ist eine Gewohnheit geworden.

Solch eine Gewohnheit hilft ungemein dabei, seinen Vorsätzen treu zu bleiben.

Motivation zum Abnehmen

Wenn man erstmal seine Abnehmentscheidung gefällt, sich Ziele gesetzt und seinen inneren Schweinehund mit ins Boot geholt hat, ist die Motivation zum Abnehmen normalerweise ganz von selbst sehr hoch.

Falls Sie dennoch einen gewissen inneren Schwung vermissen, dann können Sie Ihre Motivation noch verstärken.

Malen Sie sich aus, was Sie alles tun können und wie Sie sich dabei fühlen werden, wenn Sie erfolgreich abgenommen haben.

Sie können sich auch ein Bild aus einer Zeitschrift ausschneiden oder selber zeichnen oder fotografieren, das Ihr Ziel symbolisiert. Suchen Sie sich beispielsweise ein schönes Bild von einem Strand, wenn Sie gerne schlank am Strand liegen wollen. Hängen Sie das Bild an einen Platz, wo Sie es häufig sehen können. Computerbenutzer können solch ein Motivationsbild auch als Bildschirmhintergrund einrichten.

Falls Ihnen diese Vorstellungen immer noch nicht reichen und Sie mehr der Grusel-Typ sind, der einen Schockeffekt braucht, um sich in Bewegung zu setzen, dann praktizieren Sie die Schauder-Vorstellung. Stellen Sie sich vor, wie es Ihnen ergeht, wenn Sie nicht abnehmen, sondern weiter zunehmen: in zwei Jahren, in fünf Jahren, in zehn Jahren, in zwanzig Jahren. Diese Vorstellung kann sehr erschreckend sein und für manche Menschen durchaus motivierend. Schließen Sie diese Gruselvorstellung aber unbedingt mit Gedanken daran ab, wie es sein wird, wenn Sie mit dem Abnehmen Erfolg haben, damit Sie nicht so erschreckt zurückbleiben.

Belohnungen helfen beim Abnehmen

Ein wichtiges Hilfsmittel für die Motivation sind Belohnungen.

Belohnungen sind so wichtig, dass es auch ein im Körper eingebautes Belohnungssystem gibt.

Viele Hormone dienen ausschließlich der Belohnung, beispielsweise die Endorphine. Diese Hormone werden auch ausgeschüttet, wenn wir etwas tun, das der Körper von uns will.

Dazu gehört auch das Essen von süßen und fetten Nahrungsmitteln. Dabei ist in unseren üppigen Zeiten eine extra Belohnung fürs Schlecken ziemlich fehl am Platz.

Eher bräuchten wir eine Belohnung fürs Nicht-Essen von kalorienreichen Nahrungsmitteln und die Mäßigung. Aber das hat die Natur nicht so einfach vorgesehen.

Daher müssen wir uns selbst belohnen, wenn wir unsere Abnehmziele erreichen.

Bei den Belohnungen sollten wir aber unbedingt beachten, dass wir uns nicht nur belohnen, wenn wir ein oder mehrere Kilos abgenommen haben. In diesem Fall brauchen wir kaum eine Belohnung, denn die Freude ist ganz von selbst so groß, dass sie wie eine Belohnung wirkt.

Viel wichtiger sind Belohnungen, wenn Sie Ihren Abnehmplan tapfer einhalten, also vernünftig essen und sich regelmäßig bewegen. Dabei ist es für die Belohnung egal, ob Sie abgenommen haben oder nicht.

Für regelmäßigen Sport oder vernünftige Ernährung haben Sie eine Belohnung verdient. Und wenn die Waage gerade mal wieder still steht, vielleicht weil Sie Muskeln aufbauen, dann ist die Belohnung umso wichtiger.

Kalorienfreie Belohnungen

Bei den Belohnungen während Ihres Abnehmvorhabens ist es wichtig, dass die Belohnungen kalorienfrei sind.

Für Nahrung belohnt Sie der Körper schon von ganz alleine, auch wenn es ungesunde, dickmachende Nahrungsmittel sind.

Aber wenn Sie sich beispielsweise mit Schokolade dafür belohnen würden, dass Sie auf Schokolade verzichtet haben, dann wäre das paradox und kontraproduktiv.

Die Belohnungen, die Sie jetzt brauchen, sind unabhängig vom Essen.

Gönnen Sie sich zur Belohnung, was Ihnen besonders viel Freude macht. Was das ist, hängt natürlich von Ihren persönlichen Vorlieben ab.

Daher können die folgenden Beispiele nur unverbindliche Vorschläge sein. Wenn Sie bessere Belohnungen für sich wissen, dann wählen Sie diese.

Erfreuliche Belohnungen können beispielsweise sein:

- ein Spaziergang oder Ausflug

- ein Besuch im Thermalbad oder in der Sauna
- eine Massage
- ein duftendes Körperöl
- ein neues Kleid
- ein Treffen mit Freunden
- ein Kinobesuch
- Tanzen gehen
- ein Glas Wasser

Ein Glas Wasser als Belohnung

Wasser als Belohnung ist ein ganz besonderer Trick, um erfolgreich abnehmen zu können.

Natürlich stellt ein Glas Wasser keine sehr große Belohnung dar. Es ist eher als kleine Belohnung zwischendurch geeignet.

Vielleicht klingt es für Sie wie eine Verhöhnung, wie man dieses geschmacklose Getränk, diesen Inbegriff der Schlankgetränke, als Belohnung betrachten kann.

Doch der Körper empfindet ein Glas Wasser durchaus als Belohnung. Er braucht Wasser, um die Nährstoffe darin zu lösen und um die Körperzellen mit ausreichend Flüssigkeit zu füllen. Wasser hilft dem Körper, die vorhandene Glukose zum Gehirn zu transportieren und den gesamten Stoffwechsel in Schwung zu bringen. Es wirkt anregend und belebend. Weil Wasser so lebenswichtig ist, schüttet der Körper die Belohnungshormone Endorphine aus, sobald man Wasser trinkt.

Wasser wirkt auf den Körper und die Seele also fast so verführerisch wie Schokolade oder andere Leckereien.

Wasser hat nur ein Imageproblem. Zwar wurde seine hohe Bedeutung in den letzten Jahrzehnten durchaus erkannt, aber am Wasser hängt die Vorstellung der asketischen Gesundkost. Wer es sich gönnen kann, trinkt süß oder anderweitig geschmackvoll.

Wie bei so vielem ist aber auch der fehlende Geschmack von Wasser eine reine Gewohnheitssache.

Versuchen Sie es. Am besten mit schlichtem Leitungswasser, denn das haben Sie immer im Haus. Mineralwasser aus der Flasche ist aber auch geeignet, wenn Sie gerne Geld für Ihre Getränke ausgeben.

Trinken Sie täglich 6 bis 10 Gläser Wasser. Vor jeder Mahlzeit zwei Gläser und zwischendrin, wann immer Sie eine kleine Belohnung brauchen oder durstig sind. Auch bei Heißhunger kann Wasser gut helfen.

Wenn Sie viel Sport treiben oder aus anderen Gründen viel schwitzen, brauchen sie noch mehr Wasser. Folgen Sie dann Ihrem Durst.

Bei großen Wassermengen ist es sinnvoll, dem Wasser eine winzige Menge gutes Meersalz hinzuzufügen, damit Sie genügend Mineralien haben. Bewährt haben sich zwei kleine Prisen Salz auf einen Liter Wasser, wenn Sie ansonsten normal salzhaltig essen.

Am Anfang ist das Wasser wahrscheinlich nur eine geschmacksarme Flüssigkeitsaufnahme für Sie.

Aber nach und nach schmeckt es immer besser. Sie werden die Frische schätzen lernen, die Wirkung, die es auf Ihren Organismus hat.

Besonders erfreulich am Wasser ist, dass Sie nach Herzenslust viel davon trinken können. Es macht Sie schlank und nicht dick.

Ein weiterer Vorteil an reichlichem Wassergenuss ist auch, dass Sie sich nicht salzarm ernähren müssen, wenn Sie viel Wasser trinken. Salzarme Ernährung ist nur sinnvoll, wenn Sie eine Unterversorgung mit Wasser haben. Sie können Ihr Essen also ganz normal salzen, wenn Sie viel Wasser trinken.

Wenn Sie sich erst einmal ans Wassertrinken gewöhnt haben, wird es ein großer Genuss für Sie sein. Es schmeckt lecker und tut gut. Eine wunderbare Belohnung für Sie.

Bitte beachten!

Sofern Sie auf ausreichende Salzzufuhr achten, können Sie auch unbesorgt große Mengen Wasser trinken. Warnungen vor zu großem Wasser-Konsum betreffen Wassertrinken ohne gleichzeitige Salzzufuhr.

Bei Wasser als Belohnung geht es vor allem um Genusstrinken und nicht um Wetttrinken extremer Mengen, was gerne als Warnung genommen wird und sicherlich ungesund ist.

Praktische Durchführung

Dieses Buch beschäftigt sich zwar vor allem damit, wie der Kopf das Abnehmen steuert, aber praktische Themen wie Ernährung und Bewegung gehören zum Abnehmen dazu.

Daher folgt hier ein kurzer Abriss zur Ernährung und Bewegung.

Ernährungs-Tipps

Hier einige Ernährungs-Tipps. Diese Tipps dienen nicht dazu, sklavisch befolgt zu werden, sondern sind nur Anregungen.

Die meisten dieser Tipps sind Ihnen vermutlich schon geläufig. Das ist auch gut so.

Die Tipps sollen in erster Linie ausdrücken, dass zum Abnehmen meistens auch eine Ernährungsumstellung gehört.

- Lassen Sie die Finger von Diäten.
- Stellen Sie Ihre Ernährung dauerhaft um.
- Ändern Sie Ihre Ernährung nach und nach in kleinen Schritten.
- Berücksichtigen Sie bei Ihrer Ernährungsumstellung Ihre Vorlieben.
- Beginnen Sie den Tag mit einem Frühstück.
- Essen Sie, wenn Sie hungrig sind.
- Essen Sie sich immer satt.
- Hören Sie auf zu essen, wenn Sie satt sind.
- Essen Sie, was Ihnen schmeckt.
- Alle Nahrungsmittel sind erlaubt, von einigen sollte man jedoch nur wenig oder selten essen.
- Nehmen Sie sich Zeit zum Essen.
- Kauen Sie Ihr Essen gründlich, Sie haben dann mehr davon.
- Reduzieren Sie Fette und Kohlenhydrate zugunsten von Proteinen.
- Essen Sie möglichst viel Obst und Gemüse, sofern Sie sie vertragen.
- Essen Sie Vollkornprodukte, sofern Sie sie vertragen.
- Vermeiden Sie weitgehend Softdrinks mit Zucker oder Süßstoffen.
- Auch Obstsäfte enthalten viel Zucker.
- Essen Sie zur Abendmahlzeit viel Proteine und wenig Kohlenhydrate.
- Trinken Sie vor jeder Mahlzeit ein bis zwei Gläser Wasser.
- Trinken Sie Wasser, wenn Sie Appetit ohne körperlichen Hunger haben.

Bewegungs-Tipps

Bewegung spielt eine sehr wichtige Rolle beim Abnehmen.

Mit Bewegung tut man nicht nur etwas für die Figur, sondern auch Gesundheit und Wohlbefinden profitieren von der Bewegung. Der gesundheitliche und psychische positive Effekt tritt übrigens schon nach kurzer Zeit ein, lange bevor man schlank geworden ist. Man hat also recht schnell Vorteile durch Bewegung.

Hier folgen einige Tipps zur Bewegung:

- Bewegen Sie sich mindestens drei Mal in der Woche für mindestens eine halbe Stunde. Mehr ist noch besser.
- Pro Woche sollte man ein bis zwei Ruhetage einlegen.
- Suchen Sie sich Sportarten, die Ihnen Freude machen. Spaß beim Sport ist sehr wichtig, damit Sie dabei bleiben.
- Bei mehreren Sportarten haben Sie mehr Abwechslung, als wenn Sie nur eine Sportart ausüben.
- Günstig sind Sportarten an der frischen Luft, damit Sie auch gute Luft und Sonne abbekommen.
- Günstig sind außerdem Sportarten für drinnen, damit Sie auch bei schlechtem Wetter trainieren können.
- Überfordern Sie sich nicht beim Sport. Überfordern führt nur zu Unlust, Erschöpfung und Verletzungen. Wenn Ihnen nach dem Sport alles weh tut oder Sie noch am nächsten Tag erschöpft sind, dann war es zu viel.
- Unterfordern Sie sich nicht beim Sport. Der Sport wird langweilig, wenn Sie sich unterfordern. Am besten ist es, wenn Sie beim Sport schwitzen und zeitweise außer Atem kommen.
- Krafttraining zum Muskelaufbau ist sehr günstig zum Abnehmen, weil starke Muskeln viel Kalorien verbrennen, auch im Ruhezustand.
- Außer Sportarten gibt es jede Menge Alltagsbewegungen, die gut tun, beispielsweise:
  - Treppensteigen statt Aufzug.
  - Zu Fuß oder mit dem Rad zum Briefkasten oder Einkaufen.
  - Das Auto etwas weiter weg parken.
  - Ein Spaziergang in der Mittagspause oder mit dem Hund.
  - Im Garten arbeiten oder die Wohnung putzen.
  - Tanzen in der Disco.

Der Abnehm-Plan

Erfolgreich abnehmen beginnt mit dem Abnehm-Plan, den Sie auf den nächsten Seiten zusammenstellen können.

Das Abnehmplan-Formular greift die Themen dieses Buches auf. Sie schreiben Ihre persönliche Sichtweise dazu, sodass Ihre Absicht zu einem konkreten Plan wird.

Anschließend können Sie mit frischer Motivation Ihr Abnehmvorhaben beginnen.

Durchführung

Sie können sich diese Buchseiten kopieren, wenn Sie nicht im Buch direkt schreiben wollen. Wenn Sie wollen, können Sie auch einfach auf ein Linienblatt schreiben.

Sie können das Formular auch kostenlos als PDF-Datei runterladen und ausdrucken:

http://erfolgreich-abnehmen-beginnt-im-kopf.de/buch/der-abnehm-plan-fragebogen.pdf

Oder Sie füllen das Formular direkt online im Internet aus. Dann übernimmt unsere Formular-Software sogar die Zusammenstellung für Sie:

http://erfolgreich-abnehmen-beginnt-im-kopf.de/buch/der-abnehm-plan-fragebogen.htm

Schreiben Sie Ihre Antworten auf die vorbereiteten Linien.

Abnehm-Ziele

Schreiben Sie in die unten stehende Zeilen Ihr zentrales Abnehmziel.

Das kann beispielsweise ganz schlicht "Ich will abnehmen" lauten.

....

....

Bildhafte Ziele

Damit auch Ihr Unterbewusstes Ihr Ziel versteht, muss es bildhaft ausgedrückt werden. Ein bildhaftes Ziel wäre beispielsweise "Ich will mir im Bikini gut gefallen" aber auch praktische Ziele wie: "Ich will mich besser bücken können" (Siehe Seite 116).

Schreiben Sie mehrere bildhafte Ziele auf, die zu Ihrem zentralen Abnehmziel passen. Lassen Sie dabei Ihrer Phantasie freien Lauf und schreiben Sie alles auf, was Ihnen spontan einfällt.

Lassen Sie die kurzen Linienstücke am Ende jeder Zeile frei. Diese kurzen Linien werden später noch gebraucht.

....

....

....

....

....

....

....

....

....

....

....

Vermeidungsziele streichen

Das Unterbewusste versteht Vermeidungsziele nicht. Vermeidungsziele sind Ziele, die etwas Negatives ausdrücken (Siehe Seite 118).

Ein Beispiel für ein Vermeidungsziel wäre: "Ich will nicht mehr gemobbt werden."

Streichen Sie aus der zuvor geschrieben Liste der bildhaften Ziele die Vermeidungsziele.

Prioritäten setzen

Als nächster Schritt werden die wichtigsten Ziele herausgefunden.

- Lesen Sie sich jedes Ihrer bildhaften Ziele einzeln durch.
- Schließen Sie für jedes der Ziele kurz die Augen und stellen Sie sich vor, sie hätten es erreicht.
- Wie fühlt es sich an, die Vorstellung das Ziel erreicht zu haben?
- Ist es ein gutes Gefühl?
- Wenn es kein gutes Gefühl ist, streichen Sie das Ziel durch.
- Wenn es ein gutes Gefühl ist, geht es weiter.
- Ist das Ziel für Sie wichtig und bedeutsam?
- Welchen Wert von 1 bis 10 hat das Ziel für Sie? 1 steht für unwichtig, 10 für sehr wichtig.
- Schreiben Sie den Wert zwischen 1 und 10 auf die vordere kurze Linie neben das Ziel.
- Gehen Sie so jedes bildhafte Ziel durch.
- Wenn Sie alle Ziele bewertet haben, überlegen Sie, welches Ziel für Sie das Wichtigste ist, welches das Zweitwichtigste und welches das Drittwichtigste.
- Schreiben Sie die Platzierung der wichtigsten Ziele auf die hintere kurze Linie neben das jeweilige Ziel.

Top-Ziele

Durch die Bewertung Ihrer bildhaften Ziele haben Sie Ihre drei wichtigsten Ziele ermittel.

Schreiben Sie Ihre Top Drei hier noch einmal auf:

....

....

....

Die Top-Drei-Ziele eignen sich auch dazu, sie auf extra Papiere aus schönem Material oder bunten Farben zu schreiben und an gut sichtbarer Stelle aufzuhängen. Sie können Ihre Ziel-Zettel beispielsweise in Ihrem Zimmer an die Wand hängen, an den Kühlschrank oder an eine Tür, durch die Sie häufig gehen. Wichtig ist, dass Sie Ihre Ziele oft vor Augen haben.

Abschied und Neues

Wenn man Abnehmen will, muss man sich meistens von einigen Aspekten des Lebens verabschieden.

Das sind zum Einen unangenehme Aspekte wie beispielsweise Kurzatmigkeit.

Zum Anderen muss man sich aber auch von manch echtem oder vermeintlichem positiven Aspekt verabschieden, der mit dem Übergewicht verbunden ist, beispielsweise Schutz.

Schreiben Sie in die unten stehenden Zeilen Aspekte Ihres übergewichtigen Lebens, von denen Sie sich verabschieden müssen oder wollen, wenn Sie schlanker werden.

In die jeweils darunter befindliche Zeile schreiben Sie, wodurch der wegfallende Aspekt positiv ersetzt werden kann. Beispiel: Abschied von "Schutz", wird ersetzt durch "Selbstbewusstsein".

Bei vermeintlich positiven Aspekten des Übergewichtes, von denen Sie sich verabschieden werden, müssen Sie vielleicht eine Weile nachdenken, bis Sie wissen, was Sie als positiv am Übergewicht empfinden und wodurch Sie es ersetzen können.

Ich verabschiede mich von:

....

und ersetze es durch:

....

Ich verabschiede mich von:

....

und ersetze es durch:

....

Ich verabschiede mich von:

....

und ersetze es durch:

....

Ich verabschiede mich von:

....

und ersetze es durch:

....

Ich verabschiede mich von:

....

und ersetze es durch:

....

Ich verabschiede mich von:

....

und ersetze es durch:

....

Der wichtigste Abschied

Wiederholen Sie hier noch einmal den Abschied, der Ihnen am wichtigsten ist.

Ich verabschiede mich von:

....

und ersetze es durch:

....

Kontinuität

Nicht alles ändert sich, wenn Sie abnehmen.

Viele Lebensbereiche, die Ihnen wichtig sind, bleiben auch als schlanker Mensch erhalten.

Für die meisten Alltags-Aspekte des Lebens scheint das zunächst selbstverständlich.

Aber bei manchen erfreulichen Dingen befürchten viele, dass sie beim Abnehmen verloren gehen könnten. Erst bei genauem Nachdenken stellt man fest, dass der erfreuliche Lebensaspekt bestehen bleiben kann.

Ein passendes Beispiel ist die Gemütlichkeit. Viele Übergewichtige befürchten, dass sie Gemütlichkeit aufgeben müssen, wenn sie abnehmen wollen. Doch mit einem wohligen Ambiente, Kerzen, Musik und dergleichen, kann man sich die Gemütlichkeit durchaus erhalten.

Schreiben Sie in die folgenden Zeilen erfreuliche Aspekte des Lebens, die Ihnen am Herzen liegen und die Sie beim Abnehmen nicht aufgeben müssen.

....

....

....

....

....

....

....

....

....

....

Hilfreiche Veränderungen

Damit es mit dem Abnehmen funktioniert, sind einige Änderungen notwendig, Änderungen in Ihren Lebensgewohnheiten, Ihren Einstellungen, Ihrer Ernährung und Bewegung.

Schreiben Sie in die unten stehenden Zeilen, was Sie bei den einzelnen Abnehmhindernissen ändern wollen (Siehe Seite 88).

Beispiel: Bei "Schlafmangel" "früher ins Bett gehen" hinschreiben.

Wenn ein Abnehmhindernis Sie nicht betrifft, beispielsweise weil Sie genug schlafen, dann lassen Sie die entsprechende Zeile einfach leer.

Schlafmangel:

....

Fehlendes Tageslicht:

....

Stress:

....

Ängste:

....

Schlechtes Gewissen:

....

Verführerische Anblicke (z.B. Torte):

....

Essen als zentraler Lebensinhalt:

....

Hunger als Dickmacher:

....

Gezügeltes Essen:

....

Heißhunger:

....

Jetzt ist es sowieso egal: Was tun beim Sündenfall?

....

Ihr Abnehmhindernis Nummer 1

Welches der Abnehmhindernisse macht Ihnen besonders viele Probleme?

Kümmern Sie sich zuerst um die Änderung dieses Abnehmhindernisses. Die anderen Abnehmhindernisse können Sie sich nach und nach vornehmen.

Falls Ihr Haupt-Abnehmhindernis nicht zu den zuvor aufgelisteten Abnehmhindernissen gehört, schreiben Sie es trotzdem hin, denn es geht schließlich um Sie.

Abnehmhindernis Nummer1:

....

Ihre Lösung zur Änderung:

....

....

Mäßigung

Für viele Übergewichtige ist Mäßigung ein schwieriges Thema. Doch Mäßigung ist wichtig, um dauerhaft abnehmen zu können.

Weil die Mäßigung schwer zu lernen ist, hilft es, sie in kleinen Schritten zu trainieren (Siehe Seite 107).

In welchem für Sie besonders wichtigen Bereich wollen Sie anfangen, Mäßigung zu lernen?

....

Welche Schritte wollen Sie unternehmen, um in diesem Bereich Mäßigung zu lernen?

....

....

....

Trost

Essen wird von vielen Übergewichtigen als Trost verwendet (Siehe S.97).

Was wollen Sie sich zum trösten gönnen, das nichts mit Essen zu tun hat? Beispiel: Spaziergang.

....

....

....

Belohnung

Essen wird von vielen Übergewichtigen als Belohnung verwendet.

Was wollen Sie sich als Belohnung gönnen, das nichts mit Essen zu tun hat? Beispiel: Massage.

....

....

....

Ernährung

Ernährung spielt beim Abnehmen eine besonders wichtige Rolle.

Welche Änderungen wollen Sie bei Ihrer Ernährung sehr bald durchführen? Beispiele finden Sie auf Seite 127.Tragen Sie drei bis fünf Ernährungsveränderungen ein, die Ihnen besonders wichtig sind.

....

....

....

....

....

Welche Ernährungsänderung ist Ihnen am wichtigsten?

....

Bewegung

Bewegung spielt neben der Ernährung beim Abnehmen eine sehr wichtige Rolle.

Welche Änderungen wollen Sie bei Ihrem Bewegungsverhalten sehr bald durchführen? Beispiele finden Sie auf Seite 128.Tragen Sie drei Bewegungsveränderungen ein, die Ihnen besonders wichtig sind.

....

....

....

....

....

Welche Bewegungsveränderung ist Ihnen am wichtigsten?

....

Zusammenfassung des Abnehmplans

Damit Ihr Abnehmplan schön kompakt wird, fassen wir die wichtigsten Punkte auf der nächsten Seite noch einmal zusammen.

Diesen Abnehmplan können Sie sich auch von Hand auf ein extra Stück Papier schreiben.

Unterschreiben Sie Ihren Abnehmplan, wenn Sie ihn fertig geschrieben haben.

Hängen Sie Ihren persönlichen Abnehmplan auf, heften Sie ihn ordentlich ab oder legen Sie ihn in eine Schublade für wichtige Dokumente. Hauptsache, es fühlt sich für Sie richtig an.

Wenn Sie die auf Ihrem Abnehmplan geplanten Änderungsschritte erfolgreich erledigt haben, dann wiederholen Sie die Ausfüllung der Formular-Reihe und setzen Sie sich neue Prioritäten. So räumen Sie nach und nach die Abnehmhindernisse aus dem Weg, lernen Mäßigung und ändern Ihr Ernährungs - und Bewegungs-Verhalten.

Folgende Punkte kommen auf die Zusammenfassung des Abnehmplans:

- Ihr bildhaftes Top- Ziel.
- Ihr wichtigster Abschied und dessen Ersatz.
- Ihr Abnehmhindernis Nummer 1 und wie Sie es aus dem Weg räumen wollen.
- Ihr wichtigster Lernschritt zur Mäßigung.
- Ihr wichtigster neuer Trost.
- Ihre wichtigste neue Belohnung.
- Ihre wichtigste Ernährung-Änderung.
- Ihre wichtigste Bewegungs-Änderung.
- Das aktuelle Datum, damit Sie wissen, wann Sie den Abnehmplan geschmiedet haben.
- Ihre Unterschrift, damit Sie sich innerlich verpflichtet fühlen.

Mein persönlicher Abnehmplan

Ich nehme mir folgenden Abnehmplan vor:

Mein wichtigstes Ziel:

....

Mein wichtigster Abschied:

....

Dessen Ersatz:

....

Mein Abnehmhindernis Nummer 1:

....

Und wie ich es aus dem Weg räumen will:

....

Mein wichtigster Lernschritt zur Mäßigung:

....

Mein wichtigster neuer Trost:

....

Meine wichtigste neue Belohnung:

....

Meine wichtigste Ernährung-Änderung:

....

Meine wichtigste Bewegungs-Änderung:

....

Datum: .... **Unterschrift:** ....

Weitere Bücher von Eva Marbach

Eva Marbach hat weitere Bücher zum Abnehmen und zu Gesundheitsthemen geschrieben.

Hier eine kleine Auswahl:

Erfolgreich abnehmen mit Schüssler-Salzen

Stoffwechsel aktivieren und Abnehmhindernisse auflösen.

Oft verhindern Stoffwechselblockaden das erfolgreiche Abnehmen trotz Bewegung und Ernährungsumstellung. Schüssler-Salze können helfen, diese Abnehmhindernisse beiseite zu räumen und den Stoffwechsel zu beleben.

ISBN-13: 978-3-938764-05-3 - 144 Seiten - 14,80 Euro

Östrogen-Dominanz

Die wahre Ursache für PMS und Wechseljahrsbeschwerden.

In diesem Buch wird die Wirkungsweise der Hormone genau und leicht verständlich erklärt. Zur Behandlung der Östrogendominanz werden Methoden aus der Naturheilkunde und der Schulmedizin vorgestellt.

ISBN-13: 978-3-938764-09-1 - 152 Seiten - 14,80 Euro

Ab Januar 2010

Erfolgreich abnehmen durch Hintergrundwissen

Zusammenhänge verstehen und Hindernisse gezielt ausräumen.

ISBN-13: 978-3-938764-24-4 - ca. 204 Seiten - 19,80 Euro

Erfolgreich abnehmen in den Wechseljahren

Schlank und fit im Klimakterium.

ISBN-13: 978-3-938764-21-3 - ca. 144 Seiten - 14,80 Euro

Außerdem geplante Abnehmbücher:

- Erfolgreich abnehmen bei Hormon-Problemen
- Der dicke Bauch

Erfolgreich abnehmen im Internet

Im Internet finden Sie auf zahlreichen Webseiten Informationen über das Abnehmen.

Speziell zu dem vorliegenden Buch gibt es eine extra Webseite, auf der Sie alle Seiten lesen und durchsuchen können:

Webseite zum Buch:

www.erfolgreich-abnehmen-beginnt-im-kopf.de

Webseiten über das Abnehmen

Hier finden Sie die Internetadressen zu unseren Abnehm-Projekten:

www.erfolgreich-abnehmen-mit-schuessler-salzen.de
Stoffwechsel aktivieren und Abnehmhindernisse auflösen. Mit Buch.

www.schlank.net
Seiten zum Schlankwerden mit Schlanktipps, Ernährungsinfos, ...

Ab Januar 2010

www.erfolgreich-abnehmen-durch-hintergrundwissen.de
Zusammenhänge verstehen und Hindernisse gezielt ausräumen. Mit Buch

www.erfolgreich-abnehmen-in-den-wechseljahren.de
Schlank und fit im Klimakterium. Mit Buch.

Webseiten über andere Gesundheitsthemen

www.schuessler-salze-liste.de
Heilen durch Mineralsalze, ohne Nebenwirkung, Antlitzanalyse,...

www.homoeopathie-liste.de
Über 250 Arzneimittelbilder, Konstitutionstherapie, Potenzen.

www.heilkraeuter.de
Heilkräuter-Lexikon, Kräuterwanderungen und vieles mehr.

www.heilen-mit-wasser.de
Wasser als Heilmittel gegen zahlreiche Beschwerden.

www.euvival.de
Webseiten-Verzeichnis der Autorin Eva Marbach.

Stichwortverzeichnis